Ivaylo Dagnev

Metafory i muszle w anatomii

Ivaylo Dagnev

Metafory i muszle w anatomii

Bułgarsko-angielskie badanie krzyżowo-językowe

Wydawnictwo Bezkresy Wiedzy

Imprint

Cover image: www.ingimage.com

This book is a translation from the original published under ISBN 978-620-2-31320-9.

Publisher:
Wydawnictwo Bezkresy Wiedzy
is a trademark of
Dodo Books Indian Ocean Ltd., member of the OmniScriptum S.R.L Publishing group
str. A.Russo 15, of. 61, Chisinau-2068, Republic of Moldova Europe
Printed at: see last page
ISBN: 978-620-0-54117-8

IVAYLO DAGNEV

METAFORY I MUSZLE W ANATOMII:

BUŁGARSKO-ANGIELSKIE BADANIE KOGNITYWNE KRZYŻOWO-JĘZYKOWE

2

SPIS TREŚCI

Wykaz tabel i danych liczbowych

Stoliki:

Dane liczbowe:

6. Rysunek 6: Nakładanie się na siebie poprzez dopasowanie cech pomiędzy modelami poznawczymi koncepcji leksykalnej [PRYSTEN] (metafora).
7. Rysunek 7: Schemat leksykalnej koncepcji wspólnego słowa "chervey".
8. Rysunek 8. Schemat leksykalnej koncepcji terminu *prashkovidna vruzka/ fundiform ligament.*

Klucz do transliteracji i znaków typograficznych

1. NOTACJA TYPOGRAFICZNA

Użyto czcionki Times New Roman 14; wszystkie terminy i cytowane teorie są w Times New Roman 14 *kursywą*; wszystkie słowa cytowane są w "przecinkach odwróconych".

2. KLUCZ DO TRANSLITERACJI

Wszystkie słowa w cyrylicy zostały przetłumaczone, chyba że zaznaczono inaczej. W pracy wykorzystano system transliteracji Dancheva: https://www.translitteration.com/transliteration/en/bulgarian/danchev/

Przedmowa

Ta książka jest w dużej mierze oparta na mojej pracy doktorskiej, nie będąc jej naśladującą wersją. Uzasadnienie jego publikacji jest dwojakie. Po pierwsze, była to życzliwa oferta Scholars Press, za którą jestem niezmiernie wdzięczny. Po drugie, ponieważ mój doktorat został napisany po bułgarsku (przepis prawa bułgarskiego) i nie został oficjalnie opublikowany, uznałem, że moje badania nad nim zasługują na upublicznienie w jedynym dziś lingua franca - angielskim. Z biegiem czasu, odkąd moja praca doktorska się skończyła, wprowadziłam poprawki i pewne ozdoby do badań.

Książka ta podkreśla również główne odkrycia w moich badaniach związane z metaforyczną naturą pojęć anatomicznych. Dlatego pominąłem niektóre części doktoratu, które w większym stopniu podlegały wymogom określonym przez moich przełożonych i które uznałem za nie tak istotne dla badania.

Cztery pierwsze rozdziały książki wyznaczają etap teoretyczny dla rozdziałów przedstawiających wyniki. W ten sposób Wprowadzenie wprowadza czytelników w szczególny temat badań nad terminologią i metaforami, a kolejne trzy stopniowo przechodzą od szerokich pojęć lingwistyki kognitywnej - teoretycznych podstaw badań, poprzez moje rozumienie teorii kognitywnych zajmujących się metaforą, do specjalnie wybranej metody analitycznej - Teorii pojęć leksykalnych i modeli kognitywnych brytyjskiego uczonego Vyvyana Evansa, która służy jako punkt odniesienia dla moich poszukiwań w zakresie terminów anatomicznych w języku bułgarskim i angielskim.

Szczególną uwagę zwróciłem na część Budowanie korpusu, gdyż jest to mieszana jednostka teoretyczna i praktyczna, w której poprzez doprecyzowanie doboru pojęć identyfikuję metaforyczność - kluczowy moment we współczesnych badaniach metaforycznych.

W rozdziale poświęconym słowom w muszli podałem wyraźnie przykłady z korpusu angielskiego, a moim celem jest łatwiejsze zrozumienie tego zjawiska językowego, które jest stosunkowo nowe w obecnych studiach semantycznych. Badanie poszczególnych powłok w moich badaniach nie ma żadnego podobieństwa, ponieważ dotyczy rzeczowników głównych, a nie kontekstowych słów powłoki. Innym powodem, dla którego wybrałem przykłady angielskie, jest sama natura analizy, która zakłada głębsze zrozumienie zawiłości badanego języka i potencjalnych znaczeń leksemów. Bułgarzy, którzy są stosunkowo nieznani zachodnim czytelnikom, mieliby większe trudności z postrzeganiem subtelnych odcieni znaczeń, które mają zasadnicze znaczenie dla badań.

Aby zaradzić tej sytuacji, przeanalizowałem kilka bułgarskich haseł w ostatniej części tego rozdziału, aby pokazać zdolność tzw. terminów ogólnych (termini generales) do ożywienia ich metaforycznego statusu.

W części dotyczącej właściwych metafor zbadano również terminy bułgarskie, rysując podobieństwa z ich angielskimi odpowiednikami. Aby książka była zwięzła i rzeczowa, przedstawiłem przykład ilustrujący każdą motywującą metaforyczną cechę nominacji.

Ostatnia uwaga związana jest z przedstawieniem analizy badania. Przetłumaczyłem wszystkie bułgarskie terminy z cyrylicy w głównych częściach analitycznych.

Książka przedstawia również pełną listę terminów w języku bułgarskim, angielskim i łacińskim, aby ułatwić odwoływanie się do nich. Wypełniłem wszystkie ogólne warunki, jak również w razie potrzeby weryfikacji.

Rozdział 1. Wprowadzenie

1.1. Metafora i nauka

Metafora jako środek wyrazu od dawna była zaniedbywana, a nawet uważana za niepożądaną w literaturze specjalistycznej. Uznawany za trupa, i jako taki, niestosowny w "trafnym" języku nauki, nie został gruntownie zbadany w kontekście dyskursu naukowego. Wraz z pojawieniem się i rozwojem lingwistyki kognitywnej i semantyki kognitywnej w połowie lat 70. i 80., a zwłaszcza z pionierskimi pracami Lakoffa i Johnsona (1980, 1999), Johnsona (1987), Lakoffa (1987, 1993), Teoria metafor konceptualnych (CMT) radykalnie zmieniła rozumienie świata nauki o nieuchronnej roli metafory w konceptualizacji idei abstrakcyjnych, a tym samym poszerzeniu wiedzy w ogóle.

Jednak brak równowagi między metaforą a nauką nadal wywołuje szeroką debatę teoretyczną w lingwistyce i filozofii. W odniesieniu do drugorzędnych nominacji w terminologii, znaczenie metaforyzacji i metonimizacji zostało jednak wykazane przez wielu badaczy, takich jak Sager (1990), Popova (1986a), Telia (1977) itp. Pojęcie "naukowej metafory" pozostaje jednak niejednoznaczne, zwłaszcza w odniesieniu do opozycyjnych metafor "żywych/marłych".

Ostatnio Steen dokonał interesującego porównania między oczekiwaną a rzeczywistą dystrybucją języka metaforycznego w różnych gatunkach. Z tabel 1 i 2 (poniżej) jasno wynika, że gatunek akademicki, choć nie zajmuje pierwszego miejsca w rankingu rzeczywistych korpusów językowych, charakteryzuje się również obecnością metafor (Steen 2014).

Rejestr	Przewidywany procent użycia metafory
Fikcja	44.7%
Porozmawiaj	39.7%
Aktualności	34.9%
Teksty naukowe	32.8%

Tabela 1 Przewidywany rozkład zastosowania metaforycznego w różnych gatunkach (na podstawie
w sprawie Steena 2014)

Rejestr	Rzeczywiste zastosowanie metaforyczne
Fikcja	18.3%
Porozmawiaj	16.2%
Aktualności	11.7%
Teksty naukowe	7.6%

Tabela 2. Rzeczywisty rozkład zastosowania metaforycznego w różnych gatunkach (na podstawie Steen 2014)

Zwrot poznawczy w językoznawstwie odnosi się do zjawisk językowych w bezpośrednim związku z "doświadczeniem" i "użytkowaniem" jako jego dynamicznych aspektów. Odnosi się to do terminów, które są również strukturami poznawczymi. Możemy teraz stwierdzić, że czas klarownych definicji, które można znaleźć w specjalistycznych słownikach papierowych, już dawno minął, a dzięki rewolucji technologicznej i wszechobecności Internetu, każdy użytkownik jest teraz w stanie pobrać niezbędne dane za jednym kliknięciem przycisku. Fakt ten prowadzi do "zmiany paradygmatu" w dyskursie językowym i naukowym. Kwestia ta nie ogranicza się już tylko do poprawności i standaryzacji jednostek terminologicznych, ale do ich stosowania zgodnie z celami użytkownika.

Charakterystyka komunikacyjna językowych środków wyrazu, ich pragmatyczne znaczenie, stają się coraz wyraźniejsze nie tylko jako uzupełnienie ich treści, ale także jako ich aspekt decydujący. Według grupy Pragglejaz, metaforyczne zastosowania są pośrednimi znaczeniami słów, które wynikają z kontrastu między kontekstualnym znaczeniem jednostki leksykalnej a jej wspólnym, codziennym znaczeniem (Pragglejaz 2007, in Steen 2007). Może być nieobecny w bezpośrednim kontekście, ale występuje w innych kontekstach (Steen 2011: 6). Jeśli chodzi o dziedzinę naukową, to służy ona jako kontekst, a w przypadku terminów anatomicznych, ciało ludzkie jest niezmiennie aktualnym kontekstem. W odniesieniu do poszczególnych organów lub części, kontekstem są podsystemy funkcjonalne lub inne podmioty fizyczne, do których należą.

Burzliwe procesy rozwojowe w komunikacji między kulturami we współczesnym świecie pokazały pewne uśpione problemy w posługiwaniu się terminologią w różnych sferach wiedzy. Interwencja stereotypów kulturowych w myśleniu metaforycznym i w identyfikacji pewnych zastosowań metaforycznych jest bezsporna (por. Kovecses 1995, 2002, 2005, 2006, 2010). W tej sytuacji potrzeba "analizy porównawczej" jest szczególnie widoczna, ponieważ wyniki takiej analizy mogą pomóc w znalezieniu odpowiednich odpowiedników terminów metaforycznych w przypadkach, gdy ich brakuje lub są one nieodpowiednie (zbyt długie, nieprzejrzyste itp.).

Niniejsze opracowanie jest analizą metaforyczności w bułgarskim i angielskim systemie terminów anatomicznych opartych na lingwistyce kognitywnej. Tutaj oczywiście nie odnosimy się do nazw łacińskich, które są odpowiednio nomenklaturami i znormalizowane międzynarodowo, ani do ich bułgarskich i angielskich odpowiedników. Terminy łacińskie oferują jednak niezastąpioną informację o tym, w jaki sposób i w jakim stopniu metafora jest zaangażowana w terminologię anatomiczną tych dwóch równoległych języków. Istnienie mocno ugruntowanej nomenklatury łacińskiej, obowiązującej zarówno w bułgarskim, jak i angielskim systemie terminologii anatomicznej, stawia stosowanie form synonimowych w obu językach w stosunkowo niestabilnej sytuacji. Specjaliści z zakresu edukacji medycznej nie są wykwalifikowani do omawiania tych zagadnień. Z drugiej strony, do niedawna pomiędzy terminologią a językoznawstwem istniała niepotrzebnie ustalona granica. Niewątpliwie duża część terminologii anatomicznej ma charakter eksperymentalny. Z uwagi na praktyczne zastosowania, badanie metaforyczności w terminologii daje możliwość zdefiniowania argumentów za lub przeciw stwierdzeniom teoretycznym zarówno w terminologii, jak i badaniu metafor jako faktu językowego. Co więcej, terminy z natury rzeczy są nazwami, to znaczy pozwalają na dokładne zbadanie związku między treścią pojęciową a jej wyrażeniem w komunikacji.

1.2. Metafora i terminologia

Zestawienie pojęć i metafor w jednym badaniu jest więcej niż naturalne, ponieważ obydwa odzwierciedlają pewien rodzaj struktury poznawczej - najczęściej pojęcie, ale także jasne i nakreślone logiczne wnioski. Terminologia dokonuje systematycznej inwentaryzacji wiedzy o obiektach na danym kierunku studiów oraz ich konceptualizacji (funkcji poznawczej). Ponadto organizuje formy reprezentacji tej struktury wiedzy, poprzez które wiedza może być przekazywana (funkcja komunikacyjna). Terminy, nazwy, definicje, wyjaśnienia, opisy, jednostki frazeologii specyficznego przeznaczenia, ilustracje to wszystkie formy reprezentacji. W ten sposób takie systemowe rozwiązania wspomagają terminologię, systemy informatyczne, bazy danych i inną dokumentację. Oto jak H. Picht reprezentuje tematykę terminologii (Picht 2009).

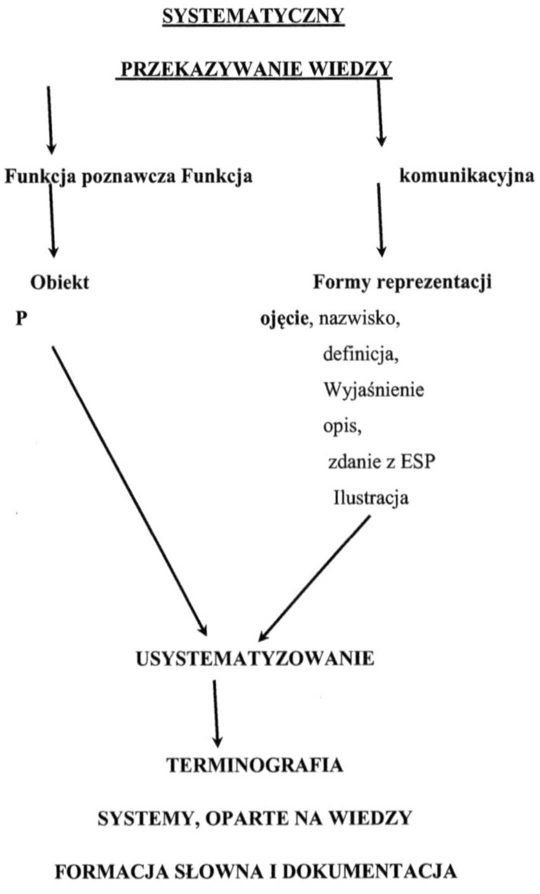

SYSTEMATYCZNY

PRZEKAZYWANIE WIEDZY

Funkcja poznawcza Funkcja **komunikacyjna**

Obiekt **Formy reprezentacji**

P **ojęcie**, nazwisko,

definicja,

Wyjaśnienie

opis,

zdanie z ESP

Ilustracja

USYSTEMATYZOWANIE

TERMINOGRAFIA

SYSTEMY, OPARTE NA WIEDZY

FORMACJA SŁOWNA I DOKUMENTACJA

Rys.1: Picht na temat badania terminologii (Picht 2009)

Studium językowe terminów domenowych (tzn. przez osoby nie będące specjalistami) może jedynie przyczynić się do motywacji do wyboru nazwy i rozjaśnić związek z językiem potocznym, z którego pochodzi wiele nazw. Problem polega na tym, że wykładniki tych pojęć, czyli jednostki językowe, są z definicji niedookreślone i dopuszczają wiele znaczeń w różnych kontekstach i sytuacjach mowy. Jest to zaleta, gdy potrzebny jest elastyczny odcień, ale prowadzi do trwałych zmian w zespołach montażowych (parach kształtu) w czasie. Fakt ten był powodem, dla którego Eugen Wüster - ojciec terminologii - oddzielił terminologię od lingwistyki. Do lat osiemdziesiątych XX wieku uczeni w dziedzinie terminologii przestrzegali pięciu podstawowych, tradycyjnych zasad (Cabre 2003):

(a) zasada onomasiologiczna jest wiodąca w terminologii (w przeciwieństwie do leksykologii, kierunek jest od terminu do słowa);

b) pojęcia są wyraźnie zarysowane i stanowią część systemu pojęciowego;

c) terminy muszą być jednoznacznie zdefiniowane;

d) terminy są jednoznaczne i niezmienne;

e) terminy i pojęcia były badane w sposób synchroniczny.

W swoim słynnym zastrzeżeniu dotyczącym kryzysu terminologicznego Cabre (2003) zwraca uwagę, że takie zasady wykazują wąskie horyzonty myślowe, ponieważ nie odpowiadają za rozwój psychologii i filozofii poznawczej. Nie da się więc odróżnić języka codziennego od wiedzy specjalistycznej: "treść terminów jest związana z formą, a zatem jednostki nie tylko oznaczają (wyznaczają), ale także oznaczają coś ze wszystkimi poznawczymi konsekwencjami ich znaczenia" (Cabre 2003: 183). Połączenie trzech funkcji w jednej jednostce terminologicznej - jako jednostki wiedzy, języka i jednostki komunikacyjnej - nie odróżnia jej od żadnego elementu językowego. Każda leksema ma potencjał, by stać się terminem. Dlatego też wyłączne odwoływanie się do definicji podczas analizy terminów nie jest bardzo produktywnym podejściem analitycznym. Poza ograniczeniami wprowadzonymi przez specjalistyczne słownictwo, stosowanie terminów kieruje się zasadami obowiązującymi dla słownictwa codziennego (ibid.). Czynnikiem ułatwiającym w tym względzie jest w naszym przypadku fakt, że terminy anatomiczne mają konkretne odniesienia fizyczne.

Cabre nalega również na zebranie ciała użytkowego w różnych kontekstach. Ze względu na referencyjne skojarzenie pojęć anatomicznych z ich obiektami, a zwłaszcza ich wielość, na potrzeby niniejszego opracowania nie uznano za konieczne zebrania korpusu dyskursywnego. Źródła zbioru terminów ograniczały się do specjalistycznych słowników, encyklopedii i atlasów (patrz rozdział 5. Budowa korpusu).

W swoich badaniach empirycznych nad terminologią nauk humanistycznych Rita Temmerman analizuje kategoryzację i semantykę terminów, które pozwalają na eksperymentalne podejście oparte na modelach poznawczych Langackera, Lakoffa i Geeraertsa (Temmerman 1997). Ona idzie na kompromis i zakłada, że terminy jako jednostki wiedzy zawierają również pojęcia, które mają charakter prototypu, a nie stagnacji i są mocno zarysowane. Wynika z tego, że definicja terminów jest elastyczna i zmienia się w zależności od kontekstu, poziomu specjalizacji oraz charakteru adresata i adresata (Temmerman, 1997, 2002, 2003). Temmerman uznaje zatem rolę metafory nie tylko w procesie nominacji, ale także w interpretacji terminów, co pozostaje kwestią kontrowersyjną.

Pamela F. Benitez z zadowoleniem przyjęła zbieżność terminologii z lingwistyką przedstawioną w Ogólnej Teorii Terminologii Cabre'a, jak również w Teorii Społeczno-Poznawczej Temmermana, ale podkreśliła również pewne niedoskonałości. Zdaniem Beniteza, konieczne jest wybranie modelu językowego, który jest systematycznie śledzony. Zaleca ona zwrócenie większej uwagi na sieć wiedzy ontologicznej w nauce. Szczególnie interesujące są dla niej problemy związane z mechanizmem powstawania specjalistycznego znaczenia w formacji pojęciowej z leksykonu słownictwa niespecjalistycznego (Benitez 2009).

Rozdział 2. Językoznawstwo kognitywne i język figuratywny

2.1. Podstawowe zasady językoznawstwa kognitywnego

Językoznawstwo kognitywne nie jest zunifikowaną teorią, ale podejściem, które przyjęło pewne ogólne zasady i postulaty. Główne cechy tego podejścia są następujące: (Evans i Green 2006, Pencheva 2011):

- Struktura koncepcyjna jest wcielona;
- Struktura semantyczna to struktura pojęciowa;
- Znaczenie reprezentacji jest encyklopedyczne;
- Znaczenie-konstrukcja to konceptualizacja;
- Użycie języka służy jako kryterium znaczenia.

Model, który postrzega semantyka poznawcza, opiera się, według Talmy'ego, na "badaniu treści koncepcyjnych i organizacji języka" (Talmy 2000a). W tym sensie semantyka poznawcza opiera się na badaniu relacji doświadczenia ucieleśnionego, systemu konceptualnego i językowej reprezentacji tego ostatniego.

Charakter relacji między strukturą pojęciową a światem zewnętrznym, postrzeganym przez doświadczenie, ma fundamentalne znaczenie dla semantyki poznawczej. W tej linii rozumowania, teza o wiedzy ucieleśnionej jest próbą wyjaśnienia organizacji konceptualnej opartej na naszej interakcji ze światem fizycznym. Ponadto, zgodnie z tą tezą, charakter organizacji pojęciowej wynika z naszego doświadczenia fizycznego, a jego znaczenie, jak również nasze interpretacje, są częściowo związane z rzeczywistością.

W sensie poznawczym, każdy aspekt struktury języka jest konceptualizowany (Langacker 1987). Oznacza to, że każdy poziom reprezentacji językowej - zarówno leksykalny, jak i składniowy - jest zorganizowany poprzez różnego rodzaju konceptualizacje. Znaczenie jednostek językowych nie jest stałe, ale podlega operacjom i konwencjom konstrukcyjnym. W teorii semantyki poznawczej istnieją różne rodzaje operacji interpretacyjnych: L. Talmy (Talmy 2000a, 2000b) rozwija koncepcje *dynamiki sił*, używane przez Marka Johnsona (Johnson 1987), Stephena Pinkera (Pinker 1997) i Raya Jackendoffa (Jackendoff 1990). Opisują one interakcję obiektów z mocą, która jest głównym źródłem przyczynowości. Innym działaniem interpretacyjnym wprowadzonym przez Talmy'ego jest tzw. *relacja figura-ziemia*, w której wszystkie relacje językowe, zarówno czasowe jak i przestrzenne, wyrażają się poprzez określenie pozycji jednego obiektu-cyfry względem drugiego (Talmy 2000a, 2000b). Langacker ze swojej strony buduje swój własny system operacji konstrukcyjnych zwany powszechnie *korektą ogniskową* (Langacker 1987, 2008). Konceptualizacja, jak twierdzi, obejmuje również perspektywy - relację pomiędzy *profilem* koncepcyjnym a *bazą*. W przypadku Croft and Cruise podstawą jest złożona struktura koncepcyjna, która obejmuje różne profile, ale sama w sobie jest niewystarczająca do zdefiniowania koncepcji językowej. Jest to struktura semantyczna, która funkcjonuje jako podstawa dla co najmniej jednego profilu koncepcyjnego (Croft & Cruz 2004: 15). Z kolei profil pojedynczej jednostki językowej jest tą częścią jej struktury semantycznej, na której jednostka skupia uwagę, a aspekt jej struktury semantycznej, który nie jest przedmiotem zainteresowania, ale jest niezbędny do zrozumienia profilu, jest jej podstawą, tzn. jednostka jest zorganizowana wokół profilu i bazy, która w praktyce rozwija koncepcję tła i figury (Evans, Green 2006: 166, 538).

W składzie teoretycznym językoznawstwa kognitywnego istnieje konsensus co do roli języka. W swojej istocie jest ona symboliczna i jest postrzegana w kontekście wiedzy jako całości. Odnosi się on do pojęć w umyśle mówcy, a nie bezpośrednio do rzeczywistych obiektów. Sytuacja nie jest opisana jako istniejąca "obiektywnie", ponieważ jej obserwator odgrywa aktywną rolę, interpretuje ją i narzuca jej strukturę. Ponieważ język nie może być odizolowany od wiedzy ogólnej, nie posiada autonomicznych modułów ani składników gramatycznych. Podstawową jednostką wiedzy jest pojęcie, które jest niezbędne do kategoryzacji i konceptualizacji, natomiast znaczenie językowe jest wyrazem struktury konceptualnej. Ze swojej strony ta ostatnia jest związana z reprezentacją wiedzy, w tym organizacją i strukturą pojęć w systemie koncepcyjnym (Pencheva 2011: 48). Językoznawstwo kognitywne zakłada, że pojęcia mają charakter prototypowy, tzn. nie ma potrzeby posiadania zestawu niezbędnych i wystarczających cech, aby je zdefiniować. Zgodnie z teorią prototypu Roscha koncepcje nie mogą być uznane za samodzielne struktury semantyczne badane samodzielnie. Wypowiedzi Roscha można również interpretować jako odrzucenie analizy składowej, co byłoby błędem, ponieważ bez niej nie może przejść żaden opis semantyczny (Rosch 1978 w Penczewie 2011: 127).

Jednostki językowe mają charakter symboliczny i są tworzone przez pojęcie leksykalne, które reprezentuje jego strukturę semantyczną i formę językową. Dla Langackera symbolika opiera się na ogólnej psychologicznej zdolności do tworzenia skojarzeń, dzięki czemu pewnego rodzaju doświadczenie może stworzyć połączenie z innym (Langacker 2008: 14-16). Znaczenie językowe odzwierciedla "naszą wewnętrzną reprezentację świata, więc mamy do dyspozycji różne jednostki językowe, które pozwalają nam identyfikować różne konceptualizacje rzeczywistości" (Pencheva 2011: 51).

Zgodnie z tezą o encyklopedycznym charakterze struktury semantycznej (Evans i Green 2004, Cruise i Croft 2002), znaczenie słów nie ogranicza się do definicji słownikowych, ale służy jako "otwarty dostęp" ("access points" w języku Langacker, Langacker 1987) do ogromnych repozytoriów wiedzy. Tak więc znajomość przedmiotu nie jest uwarunkowana jedynie wartością denotatywną czy nawet konotatywną słowa, ale jest pojęciem znacznie szerszym, zależnym od naszej ogólnej znajomości przedmiotu. Tak więc encyklopedyczna semantyka zakłada kilka podstawowych zasad, po pierwsze odrzucając różnicę między semantyką a pragmatyką. Po drugie, zakłada się, że wiedza encyklopedyczna jest zorganizowana jako sieć (Pencheva 2011: 69), a po trzecie, przejawia się w użyciu, naznaczona czynnikami kontekstowymi. Wreszcie, co nie mniej ważne, podstawowe znaczenie słowa jest stosunkowo stabilne, choć jego encyklopedyczne znaczenie jest dynamiczne. Warto jednak zauważyć, że zniesienie granicy między semantyką i pragmatyką może prowadzić do nieporozumień w procesie językowym. Bez obecności wspólnoty mowy i komunikacji skontekstualizowanej nie może istnieć stabilne znaczenie; język jest nie tylko osadem aktywności poznawczej jednostki, ale także środkiem oddziaływania na Innego; jego funkcja komunikacyjna (dialog) stoi u jego podstaw.

Wreszcie, teza używania jako kryterium znaczenia postuluje, że wiedza językowa, tj. relacja znaczenie-forma, przejawia się tylko w użyciu języka i to właśnie działanie ją potwierdza. Jedną z konsekwencji tej tezy jest idea okopania się, czyli stopień, w jakim jednostka symboliczna jest uważana za "rutynową czynność" w myśleniu użytkownika języka. Wykop jest jednak nie do pomyślenia bez aspektu społecznego i bez czynnika częstotliwości. Aktywacja jednostek symbolicznych zależy od stopnia ich zakorzenienia w pamięci, z których każda zajmuje określone miejsce w organizacji poznawczej (Langacker 1987: 59). Wykopaliska zależą nie tylko od częstotliwości aktywacji koncepcji czy konstrukcji poszczególnych użytkowników, ale także od języków i społeczności językowych jako całości.

2.2. Prototypowy charakter koncepcji

Prototypy są abstrakcyjnymi, schematycznymi przedstawieniami najistotniejszych cech członków danej kategorii. Termin "prototyp" można uznać za mający zastosowanie albo do najważniejszego członka kategorii, albo za schematyczne przedstawienie koncepcyjnego rdzenia kategorii. Zgodnie z Teorią prototypu Eleanor Rosch (PT), podstawowe zasady, które leżą w konceptualnej organizacji pojęć to dwie: zasada gospodarki poznawczej oraz zasada struktury postrzeganego świata (Rosch 1978, w Evans i Green 2006: 255-257). Zasada ekonomii poznawczej opiera się na zrozumieniu, że ludzki mózg dąży do zgromadzenia maksymalnej ilości informacji o otaczającym go świecie przy minimalnym wysiłku. Ta zasada leży u podstaw tworzenia naszego kategorycznego aparatu. Zgodnie z zasadą postrzegania struktury świata, postrzegamy rzeczywistość w korelacji, tzn. pewne pojęcia kojarzymy z innymi w sposób systemowy. Na przykład słowo "ręka" kojarzy się raczej z "palcami" niż "piórami", jak wiemy z doświadczenia, że pióra nie są zgodne z ludzką (lub inną antropomorficzną) anatomią.

Zgodnie z teorią prototypów, pojęcia nie są pojmowane jako swobodnie łączone, ale znajdują się w złożonej, współzależnej organizacji opartej na najbardziej typowych typach - prototypach - więc nie każdy członek kategorii jest w równym stopniu jej przedstawicielem. Niektórzy członkowie są "bardziej typowi" lub "centralni". Kategorie prototypowe charakteryzują się również podobieństwem na podstawie *relacji podobieństwa rodzinnego*. Podczas gdy oczywiście właściwości koncepcji pokrewieństwa nie są identyczne, są one podobne, co przypisuje je rodzinie - tzn. ich struktura semantyczna ma "kształt radialnego zbioru skupisk i nakładających się na siebie członków" (Pencheva 2011: 127). Kategorie prototypów mają rozmyte granice, tzn. do różnych kategorii można przypisać pojęcie leksykalne, np. do kategorii MEBLE, ale także do kategorii WYPOSAŻENIE (tamże). To właśnie ze względu na te cechy, kategorie prototypowe nie mogą być określane przez zestaw krytycznych atrybutów.

W ramach Teorii prototypu istnieją podstawowe kategorie poziomów, które są optymalne do osiągnięcia największej gospodarki poznawczej. Ten *poziom inkluzywności odpowiada* średniemu poziomowi szczegółowości opisu, z takimi kategoriami jak Koło, Pies, Przewodnik. Rosch stwierdza również, że na tym poziomie interakcja kategorii jest największa (Rosch 1978, w Evans i Green 2006: 255-268).

W odniesieniu do reprezentacji językowej, zgodnie z Teorią Prototypu, podstawowy poziom kategorii ma zasadnicze znaczenie ze względu na szereg czynników. Po pierwsze, kategorie tego poziomu są monolektyczne, w przeciwieństwie do kategorii hipotaktycznych (kategorie w dół osi pionowej, a więc bardziej szczegółowe), które częściej składają się z większej liczby lemm - np. "krzesło" i "fotel bujany" (Rosch 1978, w Evans i Green 2006: 264). Po drugie, podstawowe pojęcia poziomu są bardziej używane niż kategorie hipertaktyczne lub hipotaktyczne. Celem wyższych kategorii rankingu jest określenie funkcjonalnych i zbiorowych cech koncepcji, natomiast koncepcje o niższej randze na osi pionowej oświetlają specyficzne cechy koncepcji (Ungerer i Schmid 2006: 76-84).

2.3. Znaczenie w języku

Centralnym problemem poruszanym w niniejszej pracy jest różnica między znaczeniem dosłownym a obrazowym. Jednak ich różnica może być widoczna tylko w kontekście językowego znaczenia jako całości, a także w związku z tym pojęciem.

Jak zauważa Evans, odpowiednim opisem znaczenia (nie tylko znaczenia językowego) jest Święty Graal dla wielu nauk - językoznawstwa, psychologii, filozofii, neurobiologii, itp. Z drugiej strony, zrozumienie roli słów w konstruowaniu znaczenia językowego jest dla językoznawców kontrowersyjne i problematyczne. Strukturalizm i lingwistyka generatywna ignorują ją, a semantyka formalna, prezentowana głównie w pracach Kata i Poczty, nie stawia jej w centrum swoich badań (Kata i Poczta 1964, Kata 1966). Jednak analiza składowa, rozwinięta w pracach wyżej wymienionych autorów, jest wariacją logicznych opracowań Frege'a i zakłada, że znaczenie mowy jest konsekwencją dodawania lub łączenia mniejszych jednostek znaczenia języka, w których występują konfiguracje gramatyczne. Innymi słowy, składowe znaczenia języka są znaczeniami poszczególnych składników i regułami gramatycznymi, którym podlegają. W tym sensie zadaniem semantyki językowej jest dostarczenie dokładnego opisu "elementów znaczenia" i zasad ich łączenia. Zgodnie z tym podejściem metodologicznym, językowe znaczenie tego słowa jest stałe i niezależne zarówno od kontekstu językowego, jak i niejęzykowego. Niedopuszczalne jest twierdzenie, że słowa (a dokładniej leksemy) mają z góry ustalone i niezmienne sensacje w wypowiedzi, która jest tylko sumą tych ostatnich wraz z regułami gramatycznymi.

Słowa, z drugiej strony, według Evansa, mają charakter "Proteusza" i są "do pewnego stopnia funkcją specyficznego kontekstu językowego, którego są częścią" (Evans 2009). Na dowód tego Pustejovsky twierdzi, że bez względu na to, jak duży jest spis leksykalnych znaczeń tego słowa, nie może przewidzieć jego twórczego wykorzystania (tzn. nowych znaczeń) (Pustejovsky 1995).

Jak zauważa Croft, rozumienie językowego znaczenia wypowiedzi poprzedza rozumienie pojedynczego słowa, a jego wkład jest obliczany na podstawie całości (Croft 1993). Innymi słowy, znaczenie tego słowa jest w dużym stopniu zależne od znaczenia kontekstu. Pogląd ten jest diametralnie sprzeczny z postulatami analizy składowej.

Evans idzie jeszcze dalej, twierdząc, że słowa poza kontekstem są całkowicie pozbawione znaczenia, podczas gdy samo to jest funkcją mowy, a nie oddzielnych realizacji leksykalnych związanych z jednostką językową (Evans 2009, 2010). Jego zdaniem, słowa kojarzą się z pojęciami leksykalnymi, które są konceptualnymi reprezentacjami specjalnie dostosowanymi do potrzeb języka i jego eksternalizacji. Po drugie, wkład języka w budowanie znaczenia może być zrozumiany poprzez zbadanie, w jaki sposób pojęcia leksykalne są zintegrowane z mową. Oczywiście, ich integracja jest małą częścią całego procesu budowania znaczenia. Pełna analiza koncepcji powinna obejmować koncepcyjne procesy integracyjne, które Fauconnier nazywa "poznaniem zakulisowym" oraz integrację informacji niejęzykowej, z uwzględnieniem kontekstu (Fauconnier 1994, 1997).

2.4. Znaczenie i użycie języka

W swojej *teorii pojęć leksykalnych i modeli poznawczych* (TLCCM) Evans jednoznacznie podkreśla rolę tezy o wykorzystaniu jako kryterium znaczenia w językoznawstwie (Evans 2010). Jego podstawowy warunek jest nierozerwalnie związany i wynika z użycia języka (Croft 2000, Langacker 1987, 2008, Tomasello 2003). Użytkownicy" języka interpretują go poprzez procesy *abstrakcji* i *schematyzacji* (Langacker 1987, 2008), *rozpoznawania wzorców* i zdolności odgadywania intencji odbiorcy w procesie komunikacyjnym (*zdolności czytania intencji*, Tomasello 2003, 2008), które są zakorzenionymi procesami myślowymi składającymi się z konwencjonalnego połączenia formy i znaczenia.

Różnorodność środków językowych nie może być porównywana do zakresu różnych sytuacji, zdarzeń, działań, relacji w rzeczywistości. Co więcej, żadna sytuacja w rzeczywistości nie może być identyczna z inną, więc musimy używać języka do wyrażania unikalnych znaczeń w wyjątkowych sytuacjach, w wyjątkowy sposób. W ten sposób użytkownicy języka zmuszeni są do korzystania z konwencjonalnego repertuaru językowego, w tym modeli kompozycji form językowych w sposób niekonwencjonalny (Evans 2010: 9). Powodem "proteusowskiego" charakteru znaczenia języka jest to, że słowa mają sens tylko w mowie. Jednakże przechodzą one "zmiany" w swojej wartości semantycznej i nigdy nie są takie same jak ich leksykalne reprezentacje. Dlatego też znaczenie języka nigdy nie jest postrzegane bezpośrednio, lecz jest "konstruowane" w użyciu w oparciu o sposób, w jaki kontekst wpływa na zmiany znaczenia słów w języku. Istnieje zatem istotna różnica pomiędzy znaczeniem a leksykalnymi realizacjami powierzchniowymi - te pierwsze są własnością wypowiedzi, podczas gdy te drugie są abstrakcjami mentalnymi, które wydobywamy i zachowujemy w naszej znajomości języka (leksykon), aby odtworzyć całą gamę nowych zastosowań, które słowo to oznacza w danym kontekście.

2.5. Organizacja koncepcyjna

Zanim przyjrzymy się bardziej szczegółowo teoriom metafor, dokonamy krótkiego przeglądu podstawowych teorii językoznawstwa kognitywnego pod kątem organizacji konceptualnej w celu zastosowania najbardziej odpowiedniego modelu lub modeli dla potrzeb niniejszej pracy.

2.5.1. Ramki

Fillmore argumentuje, że wszystkie logicznie powiązane części wiedzy są uporządkowane w ramy koncepcyjne, definiując je jako "specyficzne, ujednolicone ramy wiedzy lub powiązane schematy doświadczenia" (Fillmore 1985: 223). Aby zinterpretować każde z pojęć w ramach, konieczne jest zrozumienie całej struktury, w której się ono mieści, a gdy jeden z elementów tego systemu zostanie wprowadzony do dyskursu, wszystkie pozostałe stają się automatycznie dostępne (Fillmore 1985: 111). Ramy są motywowane ludzkim doświadczeniem, instytucjami społecznymi i praktykami kulturowymi, więc nasza wspólna wiedza o nich ukierunkowuje komunikację.

Niektóre ramy są wspólne dla niektórych grup społecznych lub eksperckich (np. w różnych środowiskach terminologicznych), inne są w dużej mierze oparte na wiedzy specyficznej dla danej kultury. Są one tworzone w formach kategorii, których struktura opiera się na jakimś motywującym kontekście, a ich relacje są aktywowane przez te same kategorie (Ungerer, Schmidt 2006: 212).

2.5.2. Domeny

Termin "*domena pojęciowa" został* wprowadzony przez Langackera, za którego uważa: "...integralność poznawcza, doświadczenie umysłowe, przestrzenie reprezentacyjne, konstrukcje koncepcyjne lub kompleksy koncepcyjne..." (Langacker 1987: 147). Definicja ta brzmi bardzo ogólnie, podczas gdy samo pojęcie jest rozumiane inaczej niż badacze. Langacker wychodzi z założenia, że znaczenie jest encyklopedyczne, a pojęcia leksykalne nie mogą być rozumiane bez szerszego kontekstu poznawczego. Jego zdaniem, ten zorganizowany kontekst jest *domeną koncepcyjną*. Zestaw domen tworzy jego *matrycę* (ibid.).

Jako ważny element swojej aparatury metodologiczno-analitycznej Langacker (1987) stawia *perspektywację* - relację między profilem koncepcyjnym a dziedziną. Według Croft and Cruse, domena jest złożoną strukturą koncepcyjną, która obejmuje różne profile, ale sama w sobie jest niewystarczająca do zdefiniowania pojęcia językowego. Jest to struktura semantyczna, która funkcjonuje jako domena dla co najmniej jednego profilu koncepcyjnego (Croft, Cruse 2004: 15). Profil jednostki językowej jest tą częścią jej struktury semantycznej, na której jednostka skupia uwagę, a aspekt jej struktury semantycznej, który nie jest w centrum uwagi, ale jest potrzebny do zrozumienia profilu, jest jej *domeną* (lub *podstawą*, w późniejszych wersjach teorii organizacji koncepcyjnej Langackera), to znaczy, że jednostka jest zorganizowana wokół profilu i domeny koncepcyjnej (Evans, Green 2006: 166, 538). Ta konceptualna organizacja do pewnego stopnia przypomina postać i podłoże wprowadzone przez psychologię gestaltowską w lingwistyce Talmy'ego, w której wszystkie relacje językowe, zarówno czasowe, jak i przestrzenne, wyrażają się poprzez określenie pozycji obiektu-cyfry w stosunku do (an)innego-obiektu (s) (Talmy 2000a).

W ten sposób Langacker uzupełnia *teorię ramy* Fillmore'a, jednak istnieje różnica w zrozumieniu koncepcyjnych koncepcji obu. Fillmore pozwala tylko na tworzenie struktur za pomocą wielu ramek (lub domen), podczas gdy według Langackera, mnogość jest typowa dla koncepcji. Radden i Dirven dostrzegają różnicę między ramą jako specyficzną strukturą wiedzy, która otacza kategorie z jednej strony, a domeną jako bardzo ogólnym obszarem konceptualizacji lub wspólną dziedziną, do której dana kategoria lub rama należy w konkretnej sytuacji z drugiej strony (Radden, Dirven 2007: 11).

2.5.3. Wyidealizowane Modele Poznawcze

Lakoff oferuje strukturę kategorii, która ma być reprezentowana przez *wyidealizowane modele poznawcze* (ICM), opierając się na założeniu, że właściwości kategorii nie są obiektywne, lecz interaktywne, tzn. reprezentują to, co może być interpretowane (Lakoff 1987). Nasze umysły konstruują więc kategorie jako pojęcia abstrakcyjne - istotę idealizowanych uogólnień przedmiotów i zjawisk w rzeczywistości. Obejmują one zarówno encyklopedyczną wiedzę o ludziach z danej dziedziny, jak i modele kulturowe, których są oni częścią. OMK opisują sposoby organizowania wiedzy poprzez jej wyidealizowany rdzeń poprzez jej dekonteksturowaną domyślną interpretację (Lakoff 1987: 68-74). ICM sugeruje istnienie stereotypowego obrazu, który pomaga nam organizować ludzkie doświadczenia i wiedzę o otaczającym nas świecie.

ICMy naprawdę przypominają symulacje Barsalou (np. symulacje - jako droga do abstrakcji przeciwko symulatorom = konkretnie zaindukowany pomysł). ICM-y, składające się z kilku przecinających się ICM-ów, wspólnie tworzą klaster, który jest bardziej złożony psychologicznie niż poszczególne modele (Lakoff 1987: 74). Klaster ICMS zasadniczo przypomina matryce domenowe Langackera.

2.5.4. Schematy obrazowe

M. Johnson przedstawia kilka podstawowych pojęć wyjaśniających mechanikę wcielania się poprzez schematy obrazowe (Johnson 1987). Schematy obrazowe są podstawowymi pojęciami, takimi jak KONTAKT, KONTAKT, BALANŻA, i są w zasadzie wstępnymi strukturami zbudowanymi z bodźców zmysłowo-ruchowych od narodzin człowieka. Johnson wymienia kilka typów schematów obrazów:

RODZAJE SCHEMATU OBRAZU			
Grupa ruchu przestrzennego	*Grupa kapitałowa*	*Grupa Bilansowa*	*Nieokreślony*
• Ograniczenie • Ścieżka • Source-Path-Goal • Blokada • Center-Periphery • Cykl	• Kompulsja • Kontrwywardztwo • Diversion • Zniesienie ograniczeń • Enablement • Atrakcyjność • Link • Skala:	• Bilans osi • Równowaga punktowa • Równowaga dwustanowiskowa • Equilibrium	• Kontakt • Powierzchnia • Full-Empty • Łączenie się • Dopasowanie • Niedaleko stąd • Mass-Count • Iteracja • Obiekt • Podział • Część cała

• Cykliczny Climax			• Nakładanie • Proces • Zbiórka

Rys.2: Schematy obrazowe według Johnsona (1987:126)

Według Lakoffa (1987, 1990, 1993) i Johnsona (1987) te schematyczne koncepcje rozwijają się systematycznie wraz z akumulacją doświadczeń językowych i tworzą bardziej złożone, abstrakcyjne kategorie i konceptualnie ustrukturyzowane domeny pojęciowe. Proces ten autorzy nazywają *projekcją konceptualną*. Metafora jest również rodzajem projekcji i na potwierdzenie wskazują na fakt, że w języku angielskim (i nie tylko w nim) stany takie jak "miłość" są skonstruowane według schematu CONTAINER. Tak więc, zgodnie z poglądem doświadczenia ucieleśnionego, pojęcia wynikają z reprezentacyjnych stanów mózgu (Evans 2015a: 253).

2.5.5. Przestrzenie mentalne

Gilles Fauconnier przedstawia zasady *teorii przestrzeni mentalnych* (MST) w *Przestrzeni Psychicznej* (1985) oraz *Mapowania w Myśli i Języku* (1997). Głównym założeniem teorii Fauconniera jest to, że znaczenie nie jest z góry określoną wiedzą zakodowaną w języku, ale jest złożonym procesem przebiegającym na poziomie konceptualnym, a jak zauważa Fauconnier, większość tego procesu jest "ukryta za kulisami" (Fauconnier, 1997). Strukturalne ramy konceptualizacji, według MST, to *przestrzenie mentalne,* które są kontekstualnie związane, dynamicznymi jednostkami zmysłu. Teoria ta została pierwotnie stworzona jako próba rozwiązania złożonych problemów związanych z pośrednimi odniesieniami i przejrzystością odniesień. "Znaczenie" zgodnie z MST "zależy od naszej zdolności do rozpoznawania orbity odniesienia" (Coulson, 2001: 25).

Głównym twierdzeniem Fauconniera jest to, że język nie konceptualizuje myśli w całej jej złożoności, ale raczej "programuje" proste instrukcje do wyrażania bogatych i złożonych idei. Tak więc, przestrzenie mentalne są obszarami przestrzeni konceptualnej, które zawierają określony rodzaj informacji. Odzwierciedlają one encyklopedyczną wiedzę o świecie i są zorientowane kontekstowo i kulturowo. Ponieważ są one zależne od kontekstu, tworzą "tymczasowe pakiety" spersonalizowanych informacji specyficznych dla danego dyskursu. Na przykład, zdanie: "Zwinąłem czerwony dywan po jego przybyciu." - sugeruje co najmniej dwie interpretacje. Oznacza to, że wyrażenie językowe posiada potencjał semantyczny (potencjał znaczeniowy), który jest realizowany w zależności od konkretnej sytuacji językowej. Według Fauconniera, znaczenie pochodzi z dwóch operacji: 1) budowanie przestrzeni mentalnych, 2) tworzenie map pomiędzy nimi (Fauconnier 1997: 11).

Jako naturalna kontynuacja MST, Fauconnier, wraz z Turnerem, rozwija *koncepcyjną teorię integracji* (CIT), w której dwie lub więcej przestrzeni mentalnych integruje się w celu uzyskania przestrzeni mieszanej (Fauconnier i Turner 2002). W tym procesie zaangażowane są co najmniej cztery przestrzenie: co najmniej dwie przestrzenie wejściowe, uporządkowane na podstawie informacji z poszczególnych domen koncepcyjnych, które są dopasowane przez częściowe mapowanie przestrzenne, co najmniej jedna przestrzeń ogólna zawierająca wspólne cechy pomiędzy przestrzeniami wejściowymi i ułatwiająca ustanowienie dopasowania pomiędzy ich elementami a przestrzenią mieszaną, która rozwija się dynamicznie i zawiera oba elementy odziedziczone po przestrzeniach wejściowych oraz ich własne emergentne znaczenia (Fauconnier, Turner 2002: 42-43).

Rozdział 3. Teorie metafory i ich zastosowanie w dziedzinie anatomii

3.1. Teorie na temat metafory

Według Steena, większość teorii metaforycznych ma różne kryteria dotyczące różnych obszarów badań. Jednak Steen, jako lingwista pracujący w dziedzinie językoznawstwa kognitywnego, ogranicza swój wybór teorii do czterech podstawowych podejść do analizy metafor jako zjawiska konceptualnego (Steen, 2007):

a) Lakoff i Johnson's *Conceptual Metaphor Theory* (CMT) (Lakoff i Johnson 1980, 1999a, Lakoff 1987, 1993, Johnson 1987); model dwudomenowy;

b) *Conceptual Integration Theory* (CIT) or Blending Theory - wielowymiarowe podejście stworzone przez Fauconniera i Turnera (Fauconnier i Turner 1996, 1998, 1999, 2003, Turner i Fauconnier 1995, 1995);

c) Glucksberg's *Class-Inclusion Theory* (Glucksberg 2001; Glucksberg, Brown & McGlone 1993; Glucksberg & Keysar 1990, 1993; Glucksberg, & McGlone 1999; Keysar & Glucksberg 1992; Keysar et al 2000);

d) Bowdle & Gentners' Career *of Metaphor Theory (Bowdle* & Gentner 2005; Gentner and Bowdle 2001; Gentner, Bowdle et al 2001; Gentner & Rattermann 1991, Gentner and Wolff 1997, Wolff and Gentner 2000).

Jako filozofka języka, Elizabeth Camp, w swoim przeglądzie teorii metafor jest szczególnie cenna, ponieważ nie odnosi się do żadnego "obozu" w teorii metafor. Obóz zarysowuje również cztery różne modele koncepcji metafor w istniejących kognitywnych wyjaśnieniach dotyczących natury metafory (Obóz 2006):

a) metafora jako *zestawienie* - Davidson (1978, w obozie 2006)

b) metafora jako *kategoria-transfer*, Glucksberg & Keysar (patrz powyżej), Lakoff i Johnson (patrz powyżej)

c) Metafora jako *dopasowanie cech* - Ortony (Ortony i in., 1978, Ortony 1979, Ortony i in., 1985), Fauconnier i Turner (patrz wyżej)

d) metafora jako *wyrównanie strukturalne* Czarny (1962), Gentner i Bowdle (patrz wyżej)

Jak widać, klasyfikacja ta "gromadzi" teorie, które są uważane za odmienne lub pokazuje, że w jednej teorii można połączyć więcej niż jeden mechanizm. W naszym przeglądzie nie będziemy rozważać teorii relewancji Sperbera i Wilsona, ponieważ nie uznaje ona metafory za zjawisko konceptualne. Dla zwolenników teorii relewancji, metafora nie jest zjawiskiem językowym czy konceptualnym zasługującym na szczególną uwagę (Sperber i Wilson 2004: 84).

3.2. Metafora jako zestawienie

Teoria metafory jako zestawienia jest najprostszym modelem interpretacyjnym, zgodnie z którym jeden obiekt porównuje się z drugim: na przykład w zdaniu "Julia jest słońcem" Julia jest porównywana do Słońca. W ten sposób znajdują się nowe i zaskakujące cechy porównywanego obiektu/obiektu. Podejście to, choć imponująco minimalistyczne, zdaniem Camp ma szereg wad, z których najważniejszą jest to, że jest zbyt "elastyczne", a skojarzenia, które generuje, mogą być idiosynkratyczne i nieistotne, tzn. jego interpretacja nie odnosi się do myśli "Julia jako Słońce" (Camp 2006). Z drugiej strony, teoria porównania ogranicza się do efektów generowanych przez istniejące cechy *źródła* (w rozumieniu Camp) i *tematu (tamże)* i nie może wyjaśnić pojawiających się pojęć, dlatego nie mówi nic o metaforze w sposób informacyjny.

3.3. *Modele transferu kategorii*

Chociaż wielu lingwistów traktuje je jako niezależne, a nawet przeciwstawne teorie, zarówno teoria metafory konceptualnej, jak i podejście Glucksberga i Keysara do metafory jako klasowej inkluzji mają wspólną cechę - "nasze pojęcie domeny docelowej jest zasadniczo zależne od naszej idei domeny źródłowej" (Obóz 2006: 162).

3.3.1. *Teoria metafory pojęciowej*

Teoria Metafor Konceptualnych (CMT) odrzuca twierdzenie tzw. Teorii Zastąpienia Metafory, zgodnie z którym metafora zastępuje dosłowne wyrażenie poprzez zachowanie jego znaczenia. Lakoff i Johnson (1980) argumentują natomiast, że metafory ("prawdziwe metafory") nie są parafrazywalne, choć odgrywają tę samą rolę co wyrażenia literackie. Innymi słowy, metafora jest raczej wynikiem szczególnego procesu konstruowania w semantyce. Ponadto, CMT podkreśla metaforę uniwersalności jako integralną część procesu myślowego. Goldberg (1995: 214) popiera pogląd, że podstawowe procesy myślowe, takie jak ruch, zmiana stanu, przyczynowość, są w dużej mierze produktem systemowej metaforyki. Dla Lakoffa pojęcie ucieleśnienia, które jego zdaniem można wytłumaczyć innym pojęciem - doświadczalnością - charakteryzuje się tym, że myśl opiera się na obrazie, konceptualizacja powstaje częściowo w wyniku doświadczenia fizycznego, a kategorie i pojęcia nie są jedynie symbolami czy manipulacjami, ale są związane z interakcją ze światem wokół nas. Metafory pojęciowe, według niego, są ograniczone przez czynniki kulturowe, a na poziomie psychologicznym myślenie jest warunkowane przez podstawowe pojęcia Roscha. Najważniejszą cechą CMT jest to, że rozumiemy to, co nieznane (lub abstrakcyjne) poprzez coś znajomego (w szczególności, co wynika z naszego doświadczenia). Charakterystyczne dla projekcji metaforycznej jest *mapowanie* - projekcja metafory konceptualnej od domeny źródłowej do domeny docelowej. Na przykład, w metaforze koncepcyjnej LOVE IS A JOURNEY, koncepcja LOVE powstaje poprzez koncepcję JOURNEY.

Metaforyczne mapowanie jest zawsze jednokierunkowe - pojęcia, które służą jako domeny koncepcyjne źródła nie mogą stać się, bez zmiany znaczenia, pojęciami domeny docelowej - JURNEY IS LOVE, według Lakoffa nie jest metaforą koncepcyjną.

Poza indywidualnymi mapowaniami, które zawierają metafory konceptualne, mają one w swojej strukturze również "metaforyczne konsekwencje" (implikacje). Dzieje się tak dlatego, że aspekty domeny źródłowej, które nie są wyraźnie odwzorowane, można wnioskować dalej przez analogię, jak na przykład w metaforze konceptualnej ARGUMENT JEST JURNEY (Lakoff i Johnson, 1980):

Przykłady:

A. Nie udało nam się go przekonać.

B. Oba kraje przeszły długą drogę, zanim uregulowały swoje nieporozumienia.

Oprócz ról, jakie uczestnicy wchodzą w domenach źródłowych (TRAFFIC HAS PASSENGERS, DIRECTION, MOVEMENT), w tej metaforze wciąż istnieje wiele niewykorzystanego potencjału. Na przykład, podróżowanie może prowadzić do wielu innych zmian i wzbogacić i uzupełnić samą metaforę:

1. Odeszliśmy od głównego celu rozmowy.

2. Kłótnia toczyła się w błędnym kole.

Należy jednak pamiętać, że w konwencjonalnych metaforach potencjał ten zostaje utracony przez fakt, że nie są one jako takie realizowane.

Innym ważnym pomysłem w CMT jest "podkreślanie/ukrywanie". Mówiąc wprost, cechy te przejawiają się zawsze w domenie źródłowej, ponieważ jest ona zawsze bogatsza w znaczenie niż samo mapowanie, które powstaje w domenie docelowej. W ten sposób element struktury koncepcyjnej wysuwa się na pierwszy plan i służy jako podstawa do mapowania, podczas gdy inne elementy pozostają ukryte w procesie mapowania. Idea ta w istocie nie różni się od *sylwetki i podłoża Talmy'*ego (Talmy, 2000a) oraz *bazy i profilu* Langackera (1987, 2008), co w istocie jest odzwierciedleniem perspektywy językoznawstwa kognitywnego.

3.3.1.1. Podstawowa teoria metafory

Teoria metafory konceptualnej jest punktem wyjścia dla Josepha Grady'ego (1997ab, 1999) w sformułowaniu jego Podstawowej Teorii Metafory (PMT). Według Grady'ego istnieją dwa rodzaje metafor - *pierwotna* i *złożona*. Te podstawowe są postrzegane bezpośrednio i są podstawowym materiałem budowlanym dla tych złożonych, które z kolei tworzą zorganizowany zestaw pierwszych. Główną ideą odróżniającą PMT od CMT jest to, że w pierwszym przypadku skojarzenie powstałe w strukturze mapowania jest pomiędzy dwoma równie podstawowymi pojęciami, a nie jak w CMT - pomiędzy prostszym pojęciem w domenie źródłowej a bardziej złożonym (abstrakcyjnym) w domenie docelowej. W ten sposób Grady zajmuje się problemem domeny docelowej w CMT, który Gregory Murphy zarysowuje w artykule o reprezentacji metaforycznej (Murphy 1996). Murphy twierdzi, że po pierwsze, domena docelowa posiada niezmienną strukturę wewnętrzną, która ogranicza możliwości mapowania, a po drugie, że jest bardziej abstrakcyjna od domeny źródłowej. Grady popiera pogląd, że różnica między tymi dwiema dziedzinami w procesie mapowania polega na stopniu subiektywizmu: podstawowe pojęcie celu odzwierciedla subiektywne postrzeganie postrzegania zmysłowo-ruchowego i reprezentuje "osądy, oceny i implikacje" (Grady n.d.: 5-15). Dlatego też pojęcia te nie są abstrakcyjne, w sensie nie-doświadczalnym, lecz wręcz przeciwnie - są bezpośrednio zaczerpnięte z naszego doświadczenia fizycznego. Ich poziom świadomości psychicznej jest niższy od koncepcji źródłowych. Główną funkcją podstawowych metafor jest usystematyzowanie docelowych pojęć poprzez obrazowanie zmysłowo-ruchowe lub operacje myślenia w tle na pierwszym planie.

Tak więc koncepcje źródłowe mają treść obrazu, a koncepcje docelowe treść odpowiedzi.

3.3.2. Teoria włączania klasy

Sam Glucksberg, profesor psychologii w Princeton, propaguje teorię inkluzji klasowej, rzucając rękawicę CMT w zakresie analizy metaforycznej. Glucksberg preferuje model oparty na kategoriach pojęciowych, a nie na całych domenach. Mechanizm projekcji metaforycznej nie jest tworzony przez mapowanie z domeny źródłowej na domenę docelową, lecz zamiast tego kategoria źródłowa przypisuje swoje właściwości do kategorii docelowej, czego wynikiem jest włączenie do klasy. Innymi słowy, w słynnym przykładzie podanym przez Glucksberga i McGlone'a (1999), "Moja praca jest więzieniem", kategoryczny termin "więzienie" zależy od taksonomicznie wyższej kategorii, "miejsce, które sprawia, że człowiek czuje się ograniczony", itp. W związku z tym docelowa koncepcja," praca", odziedziczyła cechy wyższej kategorii. Glucksberg tak twierdzi:

- Niezależnie od ogólności i stabilności pojęć kategorycznych, gdy ich użycie staje się konwencjonalne, tracą one swój metaforyczny charakter;

- Teoria Klas-Włączenia (CIT) nie implikuje istnienia metafor pojęciowych, lecz metaforę *ad hoc*. W rzeczywistości, według Glucksberga, konwencjonalna metafora po prostu aktywuje kategorię poprzez bardziej zaawansowaną koncepcję, która obejmuje treści metaforyczne, które stały się w niej oddzielnym składnikiem, a które pochodzą z pamięci, a nie są pomyślane jako nowa koncepcja. (Glucksberg 2001).

Ta krótka prezentacja pokazuje, że Glucksberg i jego współpracownicy nie skupiają się na metaforze jako *aparacie konceptualnym*, ale raczej na tzw. metaforze "nowej". Nowa metafora jest jednoznaczna i ma podwójne odniesienie (do odniesienia i nadrzędnego terminu - na przykład w zdaniach "Papierosy są bombą zegarową", "Ten chłopiec jest bombą zegarową", "bomba zegarowa" liczy się zarówno do rzeczywistej bomby, jak i do klasy podmiotów niebezpiecznych, natomiast metafora konwencjonalna jest jednoznaczna i ma jedno odniesienie (tylko do nadrzędnego terminu - na przykład w terminach - *ścięgno*, początkowo "suche żyły" - nie niosące krwi ani innych płynów; Jest on następnie skonwencjonalizowany do nieprzezroczystej koncepcji z jednym odniesieniem). Glucksberg odnosi się do Browna, który twierdzi w odniesieniu do metaforycznej funkcji metafory, że "Metafora różni się od innych postaw taksonomicznych w tym sensie, że pojęcie nadrzędne nie otrzymuje znaczącej realizacji leksykalnej, a realizacja elementu hipotaktycznego (tj. pojazdu źródłowego) jest rozszerzona do celu. "(Brown 1958: 140, w Glucksberg i Keysar 1990: 8).

Zarówno CMT (wraz z Pierwotną Teorią Metafor), jak i Klasowa Teoria Włączenia są wrażliwe w kilku aspektach. Po pierwsze, ponieważ modele te skupiają się wyłącznie na schematach związanych ze źródłami, mają one trudności z wyjaśnieniem różnych efektów, które uzyskuje się poprzez zastosowanie tej samej domeny źródłowej do wielu domen docelowych. Jak zauważa Camp, kiedy myślimy o "Julii jako słońcu", to bardzo różni się od myśli o "Achillesie jako słońcu" (Camp 2006: 163). Dlatego też domena źródłowa musi być na tyle ogólna, aby mogła być stosowana do każdej domeny docelowej. Problem ten jest znacznie ograniczony przez selektywne cechy domeny docelowej, określone przez tzw. *zasadę inwersji* (Brugman 1990, Lakoff 1990; 1993; Lakoff i Turner 1989; Turner 1990, 1991) oraz fakt, że system jest wrażliwy na kontekst (poznawczy lub komunikacyjny). Wreszcie, ponieważ schemat ten jest generowany przez abstrakcję, trudność polega na wyjaśnieniu poszczególnych cech, które wywołują metafory. Na przykład, ponieważ cechy domeny źródłowej są również specyficzne dla danej domeny, to w zdaniu "Moja praca jest więzieniem" te cechy będą musiały być również obecne w programie. Wynika z tego, że te same cechy miałyby zastosowanie do zdania "Moje małżeństwo jest więzieniem", ale w rzeczywistości te dwa zdania mogą mieć zupełnie inne interpretacje.

3.4. Model dopasowany do funkcji

Model dopasowania cech opiera się na bezpośrednim porównaniu źródła i celu, a w rezultacie wyjaśnia, dlaczego źródło może mieć różne skutki, gdy jest stosowane do różnych dziedzin (Ortony 1979). Nazywana również metaforą teorii jako domyślne porównanie, podejście wykorzystuje *opartą na salience teorię podobieństwa* Tverskiego (w Glucksberg i Keysar 1990: 3-18). Zgodnie z tą teorią to, co odróżnia znaczenie figuratywne od dosłownego, to fakt, że w pierwszym, w odróżnieniu od drugiego, źródło posiada cechy wyróżniające, których nie ma w celu - ten brak równowagi wyjaśnia jednostronność projekcji - możemy więc myśleć o "kazaniu" jako o "pigułce nasennej", ale nie o "pigułce nasennej jako o kazaniu" (w obozie 2006: 162).

Teoria ta napotyka jednak trzy trudne do pokonania przeszkody w analizie metafor. Po pierwsze, porównuje cechy źródła i celu i nie potrafi wyjaśnić całościowych efektów związanych z metaforą. Jeśli więc metafora jest interpretowana jako porównanie, w którym pewne cechy są dopasowane, to jej podwójne odniesienie nie może być wyjaśnione - w zdaniu "Ten chłopiec jest bombą zegarową" ("bomba zegarowa" odnosi się bezpośrednio do referenta i pośrednio do cech bomby - tego, że jest zabójcza, itp. Po drugie, ponieważ porównuje się istniejące cechy, podejście to z trudem może wyjaśnić metaforę informatywności. Tak więc, co pozostaje niewyjaśnione, to dlaczego wiele wybitnych cech w źródle są niewykorzystane w celu i pojawia się pytanie, jak wybrać, które cechy pasują, a które nie. I po trzecie, wiele cech, które metafory sprawiają, że widzimy w celu, nie ma istotnych cech w źródle: na przykład, w uwadze Romeo, metafora jest w dużej mierze skierowana na piękno Julii, ale "słońce nie jest piękne samo w sobie" (Obóz 2006: 164).

3.4.1. Metafora w teorii mieszania

Metafora w teorii mieszania również opiera się na dopasowaniu funkcji, choć podejście to jest znacznie bardziej złożone niż teoria Ortony'ego. Szczególne znaczenie mają kryteria tworzenia metaforycznej przestrzeni mieszanej, w której można wyróżnić metaforyczność. Metaforą blendingu jest to, że elementy wejść "łączą się" w mieszanej przestrzeni. Na przykład w metaforze konceptualnej NATION AS SHIP (Fauconnier i Turner 2002) element "statek" w przestrzeni mieszanej odpowiada elementom "statek" i "naród" w odpowiednich przestrzeniach wejściowych. Cechą charakterystyczną reprezentacji metaforycznej jest to, że jeden składnik elementu identyfikuje się z innym. W przeciwieństwie do metaforycznych mieszanek w innych formach konceptualnej integracji, elementy odpowiednich wkładów zachowują swoją tożsamość w mieszance. Fauconnier i Turner (1998, 2002) podają przykład hipotetycznej sytuacji współczesnej filozoficznej debaty z Kantem o naturze rozumu. W mieszanej przestrzeni tej sieci integracyjnej zarówno filozofowie zachowują swoją tożsamość, jak i mieszanka nie jest "postrzegana" jako metaforyczna, choć łączą się inne elementy, takie jak czas, przestrzeń i język komunikacji. Odwzorowanie metaforyczne ma bardzo ważną cechę - tłumi pewne ważne cechy domeny wejściowej, które nie są rzutowane na mieszankę, a co za tym idzie, nie pozwala na rzutowanie z powrotem ważnych cech. Ta asymetryczna projekcja jest ważną cechą ramy organizacyjnej mieszanki - na przykład, w metaforze NATION AS SHIP wiele ważnych cech "narodu" jest tłumionych, aby reprezentować go poprzez "statek". Można więc argumentować, że metaforyczność jest również kwestią pewnej niezgodności, jak twierdzą filozofowie tacy jak Searle, Davidson i Grice (Evans i Green 2006). Keysar kwestionuje to twierdzenie, podając przykład: "On jest czarownikiem" (Keyser 1989: 375-385). Zdanie to można interpretować zarówno metaforycznie, np. "Jest niezwykle sprawnym księgowym", jak i dosłownie, choć druga interpretacja jest mniej prawdopodobna. Przykład ten stawia pytanie o kontekst w analizie metafor, a także o poziom metaforyczności w rozumieniu pojęciowym pojęć i ich zależność od danej interpretacji (Langacker 1987). Omówienie specyficznej fuzji w metaforycznej mieszance oświetla aparat kategoryzacyjny innych teorii metaforycznych, które zostały już przedstawione za pomocą takich pojęć jak "inkluzje klasowe" i "ekspansja kategoryzacyjna"

(Glucksberg), które opierają się na założeniu, że między domeną docelową a źródłową musi istnieć zauważalna różnica semantyczna, aby postrzegać zjawisko jako pojęcie metaforyczne bliskie temu, które proponuje konceptualna teoria integracji (CIT). Na koniec należy zauważyć, że idea tłumienia pewnych składników w elementach przestrzeni mieszanej jest warunkiem wstępnym do założenia, że istnieją poziomy metaforyczności, tzn. istnieją zarówno sieci integracji czysto metaforycznej, jak i całkowicie konwencjonalne, a przestrzeń między nimi jest stopniowana różnymi kombinacjami metaforycznymi. Jest to zgodne z ideą wspieraną przez CIT i związaną z metaforami pierwotnymi i złożonymi. Jedną z wad tych stwierdzeń jest to, że nie uwzględniają one elementów językowych, które wpływają na metaforę - kontekstu, afordancji semantycznej, a także złożonego rozróżnienia między znaczeniem dosłownym a obrazowym.

3.5. Metafora jako wyrównanie strukturalne

3.5.1. Metafora jako interakcja

Teoria interakcji opiera się na kryterium relacji znak-referent (por. Teoria odniesienia) i jest określona przez Maxa Blacka (Black 1962). Interesującą cechą tej teorii jest to, że metafora jest rozpatrywana w jej dynamicznym aspekcie. Czarny wprowadza pojęcia podmiotu pierwotnego i wtórnego, aby określić mechanizm metaforyzacji. Według Blacka, metafora jest dwustopniowym zjawiskiem językowym, a mianowicie w jej zastosowaniu do obu podmiotów jednocześnie, "właściwości podmiotu w mowie są postrzegane poprzez właściwości podmiotu, który go określa" (Popova, 2012: 351). Metafora pełni więc rolę organizacyjną w odniesieniu do cech podmiotu głównego; własności, która ma zastosowanie do podmiotu drugorzędnego i jest wysunięta na pierwszy plan.

3.5.2. Kariera w teorii metafory

The Career of Metaphor Theory of Bowdle and Gentner określa ambitne zadanie odpowiedzi na pytanie, kiedy metafory są psychicznie traktowane jako kategoryzacja, a kiedy jako symulacje (Steen 2008). Wykorzystuje on pomysły z CMT, jak również z Teorii Włączenia Klasy (Bowdle and Gentner 2005). Według Gentnera i jej współpracowników metafory koncepcyjne i procesy mapowania są ważne w tworzeniu koncepcji, która jednak jako językowa forma wyrazu podlega konwencjonalizacji w wyniku używania języka. Tak więc, metafora początkowo strukturyzuje jedną domenę przez drugą, ale potem dołącza się tylko do jednej nowo utworzonej kategorii. W ramach dostosowania, przede wszystkim, w domenie docelowej dąży się do doraźnego dostosowania do istotnych cech w domenie źródłowej. Wiąże się to z pośrednim dostosowaniem między identycznymi relacjami, które mają konkretny argument przy każdej charakterystyce. Na przykład, jeśli rekiny są typowo agresywne, a naszego prawnika nazywamy rekinem, tworzymy kategorię "Agresywnych bytów" (a nie konceptualną metaforę PEOPLE ARE ANIMALS). Przykładem z terminologii anatomicznej byłoby: słowo "wahadłowiec" z leksykonu potocznego pasuje do organu anatomicznego, ponieważ oba obiekty powtarzają wielokrotnie powtarzające się ruchy: bieżąca krew" i "płynąca woda" w porównaniu z naczyniami krwionośnymi i akweduktami (przykład przez analogię do obozu 2006: 165). Następnie wszystkie takie indywidualne korekty są powiązane z najbardziej schematycznym rdzeniem struktur międzysystemowych. Podczas fazy mapowania, do domeny docelowej dodawane są cechy, których brakuje w jej charakterystyce, ale które są zgodne z tym, co o niej wiadomo i których obecność uzupełniłaby strukturalny izomorfizm. Rozwiązuje to problem informatywności, tzn. wyjaśnia dlaczego wyrażenia metaforyczne są bardziej informacyjne (w innych teoriach takie cechy nazywane są "emergentami").

W odniesieniu do reprezentacji językowej, metafora charakteryzuje się:

- w "nowej" metaforze - z monoreferencyjnością semantyczną kontra podwójnym odniesieniem (do dwóch porównywanych rzeczy) - np. w zdaniu: "Ivan jest świnią."

- W "konwencjonalnym" - z monoreferencyjnością semantyczną w stosunku do pojedynczego odniesienia (do kategorii nadrzędnościowej). W przypadku terminów, np. *gałka oczna*, choć w procesie nominacji pojawia się metafora, to jednak wraz z umocnieniem terminu jest on postrzegany jako odrębne pojęcie leksykalne, które nie jest metaforyczne.

Teoria Gentnera i jego współpracowników jest dyskursywnie zorientowana i również poparta eksperymentalnie (Giora 2003). Oczywiście nie jest to pozbawione wad, takich jak fakt, że metafory mogą przypisywać określone właściwości doświadczalne domenom docelowym, które nie są bezpośrednimi mapowaniami z domen źródłowych, ani mapowaniami "rdzeniowymi", w których ustala się jedną lub dwie korekty - na przykład, jeśli ktoś opisuje smak wina jako "miękki aksamit", opisywana cecha jest cechą, której sam materiał nie posiada. Cechy takie można uzyskać poprzez połączenie wielu domen źródłowych (por. Fauconnier i Turner 2002) lub mogą one występować w interakcji domeny źródłowej i domeny docelowej.

Z drugiej strony, patrząc przez pryzmat ekspertów anatomii, terminy anatomiczne są umownymi nazwami, które od dawna uznawane są za niemetaforyczne w sensie "nowych" metafor. Proces konwencjonalizacji jest specyficzny historycznie i kulturowo i zależy od aktualnej pozycji leksemu w systemie powiązań w momencie tworzenia tego terminu.

Teoria karier metafor jest podstawą do ograniczenia anatomicznych pojęć, które inni badacze uważają za metaforyczne. Jak wielokrotnie podkreślał Kio Kageura (Kageura 2002: 12), większość badaczy terminologicznych twierdzi, że zajmuje się jedynie treścią specjalistycznego pojęcia, podczas gdy w praktyce omawia pojęcie leksykalne. Definicja terminu specjalistycznego - podstawowego narzędzia w terminologii - często ma niewiele wspólnego z treścią pojęcia leksykalnego i prowadzi do nieadekwatnych analiz. *Jabłko Adama definiuje* się jako "wypukłość w przedniej części szyi utworzoną przez chrząstkę tarczycy krtani, często bardziej widoczną u mężczyzn". Ten anatomiczny obiekt nie jest jedzony (nie ma smaku, kory, pestek itp.) ani nie rośnie na drewnie. Z drugiej strony, "jabłko" nie jest posiadaniem kogoś, kto mógłby uzasadnić obecność modyfikatora

Jeśli chodzi o *teorię relewancji* Sperbera i Wilsona (1986, 1987, 2004), również oferuje ona kilka interesujących rozwiązań, ale ponieważ korpus nie zawiera mowy powiązanej, jak już powiedziano, znajduje się ona poza zakresem niniejszego opracowania.

Rozdział 4. Teoria pojęć leksykalnych i modeli poznawczych

4.1. Studia steenowe i metaforyczne

W swojej analizie metaforyczności Steen (2007: 13) bada problem znaczenia dosłownego i figuratywnego poprzez badanie relacji między trzema parami pojęciowymi: *językiem i użytkowaniem, językiem i myślą oraz znakiem i zachowaniem.* Według niego wielu lingwistów poznawczych "zaciera" granicę między koncepcyjnym, językowym i psychologicznym aspektem problemu. Tak jest, pisze, w przypadku Konceptualnej Teorii Metafory (CMT) i Konceptualnej Teorii Integracji (CIT).

Zgodnie z tymi rozważaniami Evans (2009) twierdzi, że obie wyżej wymienione teorie są teoriami "poznania zakulisowego". CMT jest więc modelem analitycznym badającym rolę niejęzykowych procesów konceptualnych ułatwiających rozwój znaczenia tła, a CIT (Coulson 2000, Fauconnier i Turner 2002, 2008) postrzega język jako schematyczną strukturę zaangażowaną w kompozycję semantyczną.

Zarówno Evans, jak i Steen nalegają na stworzenie modeli teoretycznych ukierunkowanych na wiedzę językową jako taką, wykraczających niejako poza konceptualny model poznania "frontstage". Tylko w ten sposób, zdaniem obu autorów, można zrozumieć związek między znaczeniem figuratywnym a dosłownym.

Ponadto Steen rozwija koncepcję tzw. metafory *deliberowanej, zgodnie z* którą konceptualna moc metafory może być ukryta nie tak jak twierdzi CMT w jej "nieświadomości", ale w jej "bardziej ograniczonym i celowym użyciu", które może prowadzić do "świadomego poznania metaforycznego". Biorąc pod uwagę stosunkowo rzadkie stosowanie metafory umyślnej, zdaniem Steena, może to oznaczać, że "internetowy" efekt stosowania metafory może odgrywać znacznie mniejszą rolę niż twierdzi CMT (Steen 2014: 179- 198).

"Metafory używa się celowo, gdy ma ona wyraźnie zmienić perspektywę adresata w odniesieniu do przedmiotu odniesienia lub tematu, który jest celem metafory, poprzez zmuszenie odbiorcy do spojrzenia na nią z innej dziedziny lub przestrzeni konceptualnej, która funkcjonuje jako źródło konceptualne". (Steen 2008: 222)

Przy nazewnictwie terminów anatomicznych, to właśnie celowe metafory znajdują się w centrum uwagi, ponieważ proces nazewnictwa nie jest spontaniczny. Stein posuwa się do stwierdzenia, że "metafora w języku nie może mieć nic wspólnego z metaforą pojęciową" (2007: 37) i podaje przykłady pojęć komputerowych takich jak: *plik, wycięcie, wklejenie, ikona, podświetlenie, pamięć, pasek przewijania/pudełko, okno , pobieranie.*

Steen jako językoznawca i Camp jako filozof języka podkreślają fakt, że mechanizm (lub mechanizmy) rozumienia metafory jest czymś zupełnie niezależnym od znaczenia metafory. Znaczenie może być opisane dopiero po opisaniu psychologicznych i poznawczych skutków metafory, czyli jej podstawowego pojęcia. Sam obóz jest najbardziej podekscytowany tym, jak metafora osiąga informatywność, jeśli z góry wiemy wszystko o źródle i celu. Jej zdaniem, zgodnym z opinią Steena, "nowatorskie" mechanizmy metaforyzowania najprawdopodobniej znacznie różnią się od konwencjonalnych metafor.

Identyfikacja obszarów badań jest głównym problemem w każdym rozwoju naukowym dotyczącym metafory w aspekcie poznawczym. Według Steena (2007: 21) wynika to z faktu, że istnieje pewna rozbieżność pomiędzy sposobami gromadzenia informacji a odpowiadającą im analizą. Jego zdaniem istnieje pluralizm metodologiczny i fenomenologiczny, tj. analiza przez pryzmat językowy, koncepcyjny lub psychologiczno-behawioralny bez odpowiedniego zróżnicowania danych (Steen 2007: 6).

Steen jest również zdania, że Kariera Teorii Metafor może dostarczyć bardziej wiernej analizy metafor. Według niego "nowe" (celowe) metafory wymagają w procesie mapowania porównania domeny źródłowej z domeną docelową, ale następnie, po skonwencjonalizowaniu, metafory nie są przetwarzane przez porównanie, ale przez "ujednoznacznienie leksykalne" (Giora 2008):

> "Gentner i Bowdle twierdzą, że wiele konwencjonalnych metafor jest przetwarzanych nie przez porównanie, ale przez kategoryzację, zgodnie z podobnymi liniami jak te sugerowane przez Glucksberga, w których adresaci aktywują konwencjonalną nadrzędną kategorię pojęciową, która obejmuje źródło i cel metafory, lub nawet bezpośrednio aktywują konwencjonalną kategorię docelową danego metaforycznie używanego słownictwa".
>
> (Steen 2008: 216)

Niestety, nauka jest daleka od stworzenia teorii związku między neurologicznymi procesami poznawczymi a językowym statusem metafory (Obóz 2006: 161, Gibbs 2013: 30-32). Dlatego nie należy mieszać zadań, które stawia sobie badacz. Ponieważ formacja pojęciowa jest problemem językowym, sensowne jest zawężenie badań w ukierunkowanych podejściach językowych do roli metafory w tej pracy. W ten sposób Steen przedstawia stosunek trzech teorii do językowego (w ujęciu Steena - "gramatycznego") aspektu problemu.

SteEn jest jednym z niewielu autorów, którzy wspominają o metaforze gramatycznej, zdefiniowanej w systemowo-funkcjonalnej gramatyce Michaela Hallidaya. Przykładem metafory gramatycznej jest nominalizacja. Zrozumienie w takim "przesunięciu" zwykłej korespondencji przedmiot-do-rzeczownika lub działanie/czasownik-proces nie wydaje się wymagać specjalnego mechanizmu. Jednak w niektórych językach jest to mniej powszechne: np. "dałem sygnał" (zamiast "sygnalizowałem"), ale *próbowałem (dałem próbkę). Realizacja takiego przemieszczenia odnosi się do względnej autonomii semantyki od leksykogramatyki.

	Teoria metafory pojęciowej	Teoria włączania klasy	Kariera metafory Teoria
Kiedy robi skonwencjonalizowany lingwistyczny Form-meaning parowanie liczy się jako Metaforycznie?	Jeśli wyraża on mapowanie pomiędzy dwie domeny.	Zaprzeczaj temu najbardziej Konwencjonalny Metafora jest wciąż Metaforycznie.	Wyrażanie superordynat przekategoryzowanie polisemiczny przedmiot, z którego wynika od dosłownego porównanie w stosunku do poprzedni etap.
Kiedy robi struktura koncepcyjna związany z skonwencjonalizowany liczba formularzy językowych jako metaforyczny?	Jeśli istnieje mapowanie pomiędzy dwie domeny.	Odrzucić CMT jako niespójny, Agnostyka.	Superordinate przekategoryzowanie co wynika z w porównaniu poprzedni etap.
Kiedy przechowywanie, nabywanie lub a nawet utrata skonwencjonalizowany lingwistyczny Form-meaning parowanie liczy się jako Metaforycznie?	Jeśli dotyczy to sformułowanie mapowanie pomiędzy dwie domeny.	Agnostyczny (dla wiele języków poznaje się bezpośrednio).	Możliwe, i spełnione jeśli dotyczy to sformułowanie mapowanie pomiędzy dwie domeny.

Tabela 3: Kryteria dotyczące metafory w gramatyce w trzech szkołach badań nad metaforami. Steen (2007:81)

Pytanie jest istotne dla naszych badań w przypadku terminów frazeologicznych - na poziomie leksykograficzno-gramatycznym relacja jest między głową a modyfikatorem, natomiast na poziomie semantycznym relacja między referentem głowy a przymiotnikiem jest zróżnicowana. Na przykład w *jabłku Adama znajduje* się tzw. *bogata rama*, która skupia się na kulturowych aspektach ram często uznawanych za nie dosłowne, ponieważ nie ma odniesienia (Dancygier i Sweetser 2014:157). Według dwóch ostatnich autorów, takie jednostki frazowe obejmują *podświetlenie* i *projekcję selektywną*, które są konieczne, ale niewystarczające, aby pojawiło się znaczenie figuratywne. Podobnie jest w przypadku *sartoriusa* (mięśnia), terminu, który choć nie jest eponimem, jest również "bogatą ramą" (mięśniem szczególnie rozwiniętym u krawców ze względu na częste ruchy, jakie wykonują z tą częścią ciała) i który można uznać za przejaw metonimii.

Ponadto musimy również zapewnić brak jakiejkolwiek metaforyczności w przymiotnikach, pochodzących od rzeczownika metaforycznego: (patrz rozdział... o budowaniu korpusu).

4.2. TLCCM

Ze względu na specyfikę zebranego korpusu terminów anatomicznych, połączone podejście brytyjskiego lingwisty Vyvyana Evansa okazało się najbardziej odpowiednie do analizy. Po dokładnym porównaniu tych podstawowych teorii (głównie różnych wersji CMT i CIT) i rozważeniu ich mocnych i słabych stron, opracował podejście, które nazwał Teorią Konceptów Leksykalnych i Modelów Poznawczych. Jest rzeczą oczywistą, że TLCCM nadaje równe znaczenie w wyjaśnianiu języka figuratywnego zarówno w strukturach koncepcyjnych, jak i językowych. Kolejną zaletą teorii Evansa jest to, że jest ona aktualna i zgodna z najnowszymi danymi z konkretnych badań nad ciałem (dotyczy to, nawiasem mówiąc, Steena i jego współpracowników).

Początkowe argumenty w podejściu Evansa odnoszą się do roli języka z perspektywy poznania *ucieleśnionego*. Według Evansa, pojęcia dzielą się na **analogiczne** (skalarne, bogate, rozmyte) i **parametryczne** (oparte na wyborze według kilku cech, patrz poniżej). Rola języka jest podsumowana w następujący sposób:

- Indeksowanie lub wyznaczanie symulacji mentalnych: reaktywacja stanów opartych na ciele

- Aby zapewnić poziom schematycznych (parametrycznych) koncepcji

- Koncepcje parametryczne kierują "paczkowaniem" ("regulacja ogniskowa" w terminologii Langackera) analogowych (percepcyjnych) koncepcji w budowie symulacji

Według Evansa, pod względem myślenia, pojęcia są analogiczne (skalarne, bogate, z rozmytymi granicami), natomiast pod względem parametrycznym w użyciu języka (oparte na wyborze według ograniczonej liczby cech):

Koncepcje parametryczne	**Analogowe koncepcje**
Specyficzne dla języka	Specyficzny dla systemu pojęciowego
Parametryczne (wyabstrahowane z ucieleśnionych stany, filtrowanie wszystkich punktów różnicy w celu pozostawienia wysoce schematycznych właściwości lub parametrów)	Analogowy (choć tłumiony) reprezentacje stanów ciała
Podpory dla wszystkich jednostek językowych	Powstać bezpośrednio z doświadczenia percepcyjnego (świadomego) i przebywać w tym

(w przypadku gdy jednostka językowa jest formą lub jednostka zawartości parametrycznej o dowolnej złożoności	samym systemie(-ach) nerwowym(-ych) co stany ciała
	Reaktywowane lub symulowane (przez język, wyobraźnię, itp.) i mogą być łączone w złożone i nowe symulacje.

Tabela 4: Koncepcje parametryczne a analogowe (w Evans 2015:274)

Evans zwraca uwagę na dane pochodzące z eksperymentów grupy badaczy skupionych wokół Lawrence'a Barsalou: W generowaniu cech pojęcia eksperymenty pokazują, że odpowiedzi ujawniają nie tylko treści poznawcze, ale także odzwierciedlają inne źródło informacji, a mianowicie system form językowych (Barsalou 2008, 2011, 2012, 2013). Evans odnosi się do informacji odnoszących się do klas leksykalnych: np. "czerwony" przeciwko "czerwonemu":

Przykłady:

1. Leczyć zaczerwienienia kremem Clinique do natychmiastowej pomocy.
2. Czerwoną skórę leczyć kremem Clinique do natychmiastowej pomocy.

Obie formy (zaczerwienienie, czerwień) odnoszą się do tego samego stanu spostrzegawczego, ale interpretują treść na różne sposoby, dając początek różnym symulacjom: zaczerwienienie - interpretacja odnosząca się do stanu skóry; czerwona (niepożądana) właściwość skóry.

Głównym założeniem teorii jest to, że system językowy zapewnia mechanizm kontroli ułatwiający działanie reprezentacji koncepcyjnych na rzecz modelowanej językowo konstrukcji znaczeń.

Kolejnym punktem wyjścia jest fakt, że znaczenia jednostek językowych są niewyczerpane. Różnorodność narzędzi językowych nie może być jednak porównywana do zakresu sytuacji, zdarzeń, działań, relacji w rzeczywistości. Co więcej, żadna rzeczywista sytuacja nie może być identyczna z inną, dlatego też jesteśmy zmuszeni do używania języka do wyrażania unikalnych znaczeń, w wyjątkowych sytuacjach, w wyjątkowy sposób. W ten sposób użytkownicy języka zmuszeni są do korzystania z konwencjonalnego repertuaru językowego, w tym modeli kompozycji form językowych w sposób niekonwencjonalny (Evans 2010: 9). Powodem "proteusowskiego" charakteru znaczenia języka, jak już zostało powiedziane, jest to, że słowa mają sens tylko w mowie. Z tego powodu przechodzą one zmiany w swojej wartości semantycznej i nigdy nie są takie same jak ich leksykalne wdrożenia. W związku z tym, znaczenie języka nigdy nie jest postrzegane bezpośrednio, lecz jest "konstruowane" w użyciu w oparciu o sposób, w jaki kontekst wpływa na zmiany znaczenia słów. Istnieje zatem istotna różnica między znaczeniem a reprezentacjami leksykalnymi - pierwsza z nich jest właściwością wypowiedzi, natomiast druga to abstrakcje mentalne, które wydobywamy i zachowujemy w naszej znajomości języka (leksykon), aby odtworzyć całą gamę nowych zastosowań, które słowo to oznacza w określonym kontekście.

Ogólnie rzecz biorąc, Evans przedstawia leksykalną reprezentację jednostki językowej w następujący sposób: w TLCCM struktura semantyczna jest zdeterminowana przez koncepcję leksykalną, która jest składową wiedzy językowej, reprezentującą biegun semantyczny jednostki symbolicznej (Langacker 1987) kodującej różne rodzaje schematycznych treści językowych (Evans 2006, 2009a, 2009b, 2015). Ta ostatnia z kolei zawiera informacje o tendencjach selekcyjnych związanych z określonym pojęciem leksykalnym.

Ze swojej strony, według TLCCM, pojęcia leksykalne klasy otwartej odnoszą się do wielu obszarów w systemie koncepcyjnym, zwanych *obszarami asocjacyjnymi*. Zakres tych obszarów, do których pojęcia leksykalne zapewniają dostęp, jest sformułowany jako *miejsce dostępu*. Każde pojęcie leksykalne daje dostęp do ogromnego potencjału semantycznego, ale jego niewielka część jest aktywowana w interpretacji konkretnego stwierdzenia. Natomiast zawartość koncepcyjna danej koncepcji leksykalnej stanowi reprezentacje koncepcyjne kształtujące jej potencjał semantyczny.

Głównymi pojęciami stosowanymi w TLCCM są:

- Model poznawczy - Evans definiuje modele poznawcze jako "spójny zbiór wiedzy multimodalnej opartej na systemach modalnych mózgu i wywodzącej się z pełnego zakresu typów doświadczeń przetwarzanych przez mózg, w tym doświadczeń sensoryczno-motorycznych, propriocepcji i doświadczeń subiektywnych, w tym oddziaływania". (Evans 2009b: 613).

- Profil poznawczy - w ramach *profilu modeli poznawczych zrozumiemy* zakres modeli poznawczych, do których pewne pojęcie leksykalne ułatwia bezpośredni dostęp, a także zakres dodatkowych modeli poznawczych, do których zapewnia dostęp pośredni (por. Langacker's *Domain Matrix* 1991, 2008).

- Koncepcja leksykalna (parametryczna) - składnik wiedzy językowej kodujący różne rodzaje schematycznych treści językowych w połączeniu z formą fonologiczną w jednostce symbolicznej (Evans 2006, 2009a, 2009b).

- Afordancje semantyczne - w definicji Ruggeri i Di Caro afordancje semantyczne są: "kombinacje właściwości obiektów, które są zaangażowane w konkretne działania i które pomagają w zrozumieniu całej opisywanej sceny (Ruggeri i Di Caro 2013:1). W ramach TLCCM afordancje semantyczne są jednostkami wiedzy zaangażowanymi w profil modeli poznawczych. Na przykład z modelu poznawczego koncepcji leksykalnej [VLAGAM/put in] możemy wywnioskować, że coś (obiekt) porusza się i jest umieszczane z jednego miejsca w innym; pasuje do - tzn. podkreślone słowa definicji słownikowej (zob. rozdział 5 - *vlagalishte/uterus*) są jego afordancjami semantycznymi.

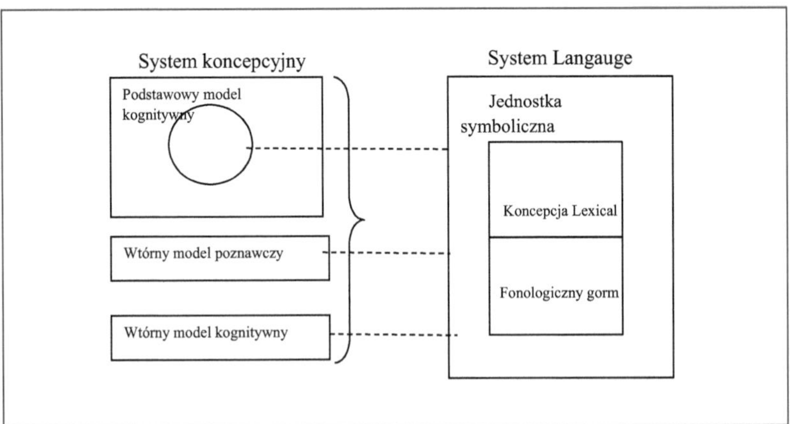

Rysunek 3. Model Evans (zaadaptowany z Evans 2010: 604); nawias obejmuje profil poznawczy

Chociaż Evans nie oferuje szczegółowych przedstawień wizualnych, szczególnie przydatne jest podkreślenie zalet tego modelu w następujący sposób: relacja między pierwotnym modelem poznawczym a wtórnym modelem poznawczym przechodzi przez pojęcie leksykalne. Gdyby tak nie było, nie byłoby możliwe formowanie kalek (patrz poniżej).

Koncepcja w Evansie jest częściowo umotywowana obserwacją, że znaczenie słowa różni się w zależności od różnych zastosowań, ze względu na jego "proteusowy" charakter. U podstaw tego procesu leżą dwa mechanizmy kompozycyjne integrujące informacje z językiem i treściami konceptualnymi pochodzącymi z kontekstu. Ułatwiają one integrację słów i innych konstrukcji gramatycznych w celu przeprowadzenia symulacji na poziomie mowy. Te dwa mechanizmy to *leksykalny wybór koncepcji* i *fuzja*.

Pierwszy mechanizm służy do określenia najodpowiedniejszego pojęcia leksykalnego związanego z formą podczas procesu wypowiedzi. Ponieważ system językowy składa się z symbolicznych jednostek - kombinacji formy i koncepcji leksykalnej, oznacza to, że każda forma może być powiązana z dużą liczbą koncepcji językowych. Dla ilustracji, przyjmijmy leksykalną formę:

1. Kubek jest na stole.

2. Ivan jest w szkole.

3. Jest jedno jabłko na osobę.

Dla każdego z powyższych przykładów wybrana jest inna koncepcja leksykalna.

Koncepcje leksykalne to na przykład [POZYCJA] 1; [DZIAŁALNOŚĆ / LOKALIZACJA] na przykład 2 i [DYSTRYBUCJA] na przykład 3.

Leksykalny wybór pojęciowy jest ograniczony przez szereg czynników mających na celu określenie najbardziej odpowiedniego leksykalnego pojęcia znaczenia. Po wybraniu, pojęcie to powinno być zintegrowane z innymi pojęciami językowymi w akcie mowy, a następnie interpretowane w świetle struktury pojęciowej, do której zapewnia dostęp. Proces ten stanowi drugi mechanizm kompozycji semantycznej, tzw. *fuzję* - polegającą z kolei na dwóch procesach - *leksykalnej integracji konceptualnej* i *interpretacji*. Pierwsza z nich polega na integracji pojęć leksykalnych w złożoną jednostkę zwaną *leksykalną jednostką koncepcyjną* (LCU). Wynikiem tego procesu jest wartość semantyczna LCU. Dlatego też semantyczny "wkład" LCU jest bardzo schematyczny.

Następnie LCU jest interpretowane, tj. otwarta klasa pojęć leksykalnych (pełne słowa pojęciowe), w ramach LCU aktywuje część treści pojęciowej (potencjał semantyczny), do której ten ostatni zapewnia dostęp. Aktywowana część potencjału semantycznego jest ograniczona przez wartość semantyczną LCU leksykalnej koncepcji otwartej w wyniku integracji. Innymi słowy, interpretacja jest ograniczona przez integrację - proces, który polega na "rozpakowaniu" treści językowych (Rysunek 4 w Evans 2010: 18).

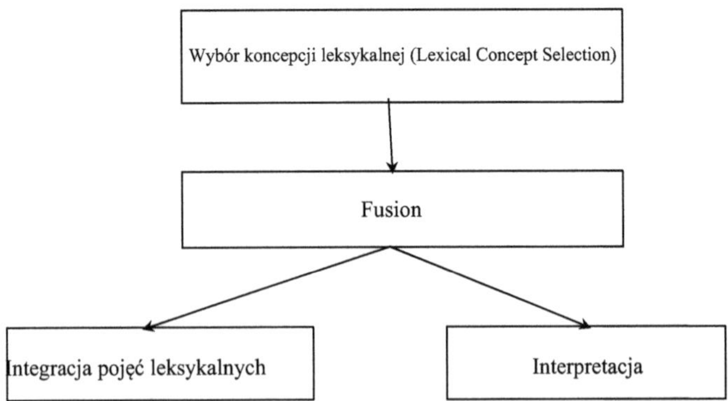

Rysunek 4. Skład semantyczny w TLCCM

Z kolei schematy obrazowe są analogiczne do wartości semantycznych, podczas gdy pojęcia nabierają znaczenia tylko w obrębie pewnej wiedzy (model poznawczy lub "teoria" według Murphy'ego i Medina 1999), stanowią centrum sieci inwazyjnych sądów. Tak więc pojęcie "głowy" ma sens dla pojęcia "części ciała".

Metafory poznawcze motywują do używania języka i na odwrót - są one aktywowane przez używanie języka, ale nie ma między nimi relacji izomorficznych (Evans 2009).

Termin ten, jako część koncepcji leksykalnej, ma swoje specyficzne cechy - jest częścią mowy (częścią "zwolnienia warunkowego"), a nie częścią systemu językowego. Oznacza to, że choć słowo może być badane w ramach systemu językowego, czyli na wszystkich poziomach - fonologicznym, morfologicznym, semantycznym itd. Tak więc, gdyby aspekty językowe były analizowane na podstawie faktycznej tożsamości lub podobieństwa terminów do słów, byłoby to badanie pojęć leksykalnych (Kageura 2002: 13). Dla niniejszej pracy wniosek ten jest ważny, ponieważ nie interesują nas czysto terminologiczne aspekty pojęć anatomicznych - ich systematyczność, precyzja itp., ale aspekty językowe, a zwłaszcza nominacja i językowa motywacja terminów w odniesieniu do ich pojęć leksykalnych.

Głównym narzędziem analitycznym w TLCCM, jak wskazano, jest profil poznawczy jednostki językowej. Warto zauważyć, że profil poznawczy słowa może zawierać zupełnie inne pojęcia (z ich wzorcami poznawczymi). Ten Evans nazywa "iluzją jedności" (Evans 2015: 268). Profile poznawcze mogą nie pokrywać się w różnych językach. Na przykład, "vreme" (en-"pogoda, czas") w języku bułgarskim jest wykładnikiem modelu poznawczego "warunki atmosferyczne", "wymiar fizyczny", "gramatyczna tymczasowość", ale w języku angielskim te wzorce poznawcze odpowiadają "pogodzie", "czasowi", "czasowi". Nieformalnie, model poznawczy może być reprezentowany przez formułę W ZAKRESIE MOŻLIWOŚCI, np. jako część ciała lub części instrumentu, członek zespołu, itp. Ten sposób prezentacji omija problem oddania cech i określenia ich wagi lub sławy, ponieważ cechy pojawiają się zamiast tego jako wiązka przeplatających się afordancji. Eksperymentalnie udowodniono, że przetwarzanie informacji językowych odbywa się głównie w ramach takiego *podziału* (Obóz 2006). Podczas gdy ICM Lakoffa odnoszą się do ogólnej struktury pojęć relacji między poszczególnymi "teoriami" lub domenami (dla których nie ma osobnego terminu), Evans odnosi się do pierwotnych i wtórnych (pochodnych) modeli poznawczych w ogólnym profilu poznawczym leksemu.

Na przykład: zgodnie z częścią definicji słownikowej, "szlem" (en -"hełm") - termin w nomenklaturze anatomicznej, ma następujące znaczenia (Bułgarski Tylkoven Rechnik - Bułgarski Słownik Znaczeń Słownikowych 2012):

- część pancerza
- kapelusz lotnika, astronauty, sportowca, itp.
- pokrowiec ochronny
- obiekt anatomiczny "suhojilen shlem" (en - epicranial *aponeurosis*)
- jako hełm (stąd "część zakładu")

Chronologicznie, znaczenie "metalowego kapelusza" jest najwcześniejszym określeniem tego słowa, jednak synchronicznie, możemy rozróżnić pierwotny wzorzec poznawczy "chroniący głowę przed bronią", który łączy w wiązce cechy KSZTAŁT i MATERIAŁU następujących możliwych wtórnych wzorców poznawczych:

a) chroni głowę

b) ma odpowiedni kształt

Zmieniając semantykę, rozwój pierwotnych i wtórnych modeli poznawczych wiąże się zazwyczaj z poszerzeniem znaczenia. Na przykład, model podstawowy najpierw wypada z "broni" (A), potem może być "głową", a reszta może być tylko "ochroną". Odzwierciedla to szereg cech - "astronauta" lub "kask motocyklowy" nie chroni przed bronią i dlatego nie może być metaliczny. To są semantyczne afordancje koncepcji leksykalnej. Co więcej, rzeczą, która jest chroniona może nie być głowa, a następnie funkcja *Shape* pozostaje elastyczna. *Kształt* może z kolei być stabilną cechą w innym wtórnym modelu poznawczym B (część rośliny).

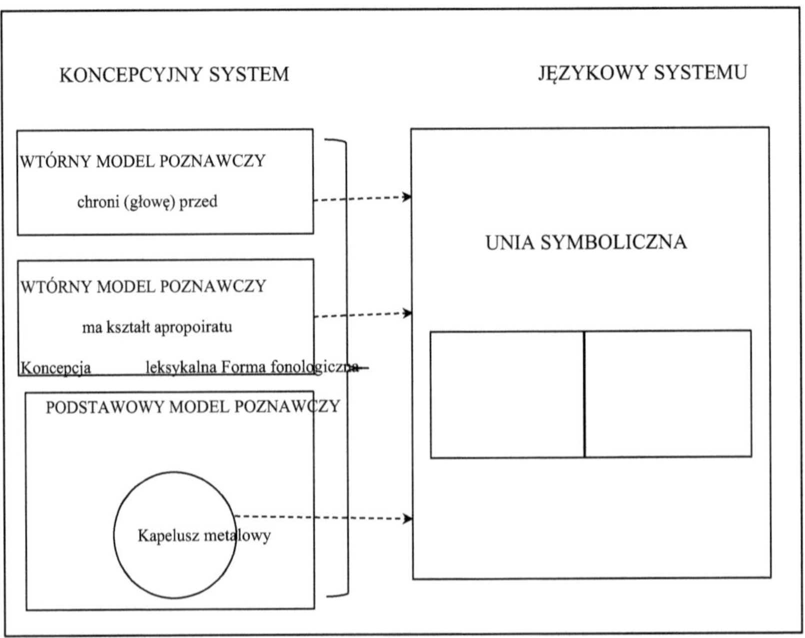

Rysunek 5: Przedstawienie seksualne. Związek między pojęciem leksykalnym a poznawczym modelem słowa "szlem" (en-"hełm") (na Evans 2015: 278).

Zmiana semantyczna może być również zawężeniem znaczenia - w przypadku terminu anatomicznego *suhojilen shlem* znaczenie metaforyczne "pokrycie czaszki". Tutaj widzimy zmianę materiału i funkcji, ale zachowanie afordancyjnej "głowy", a tym samym funkcji *Kształt*.

Taka rekonfiguracja modeli poznawczych w profilu poznawczym nie jest płynna. Zamiast sekwencyjnie podążać za jedną lub drugą z głównych afordancji semantycznych, przeskakuje między nimi (odpowiednio definicja, że metafora strukturalizuje cel poprzez strukturę źródła, obie należące do różnych dziedzin - w modelu Evansa: modele poznawcze, gdzie indziej "teorie"). Model drugorzędny z funkcją FUNKCJI tworzy znaczenie "powłoki" (patrz 3.3) "chroni/ coś/" . Ten wtórny model poznawczy *szelma*, poprzez swoją otwartość, ale także dzięki "dziedziczeniu" pierwotnego modelu poznawczego, tworzy inne modele poznawcze, w których słowo "szelma" nie jest zaangażowane, ale koncepcje parametryczne zachowują swoją bliskość jako cechy: opisane jako "obwód mózgu", "pokrywa czaszki" noszą kształt i funkcję pochodzącą z pierwotnego modelu poznawczego "metalicznego kapelusza":

> Funkcja: "chroni głowę przed X", Shape: "zaokrąglone, kuliste", w tym inne cechy pochodzące z innych motywów poznawczych, które nie są częścią modeli poznawczych *shlem.*

Różnica między opisanymi teoriami kompozycji semantycznej a ich metaforycznym oddaniem polega na tym, że TLCCM szanuje znajomość języka na tej podstawie, że nie wszystkie pojęcia są poznawane w dostrzegalny sposób, a niektóre znaczenia metaforyczne są poznawane przed dosłownym (por. przykład metafory konceptualnej ARGUMENT JEST WAR i fakt, że stwierdzenia takie jak "On atakuje moje stanowisko" są poznawane wcześniej niż wiedza o wojnie). Innymi słowy, w osobistcj historii jcdnostki można w zasadzie nauczyć się najpierw słowa *shlem,* czyli *vuzelche (*en-"guzek"*) o* znaczeniu anatomicznym. Język figuratywny, motywowany przez użycie języka, przez potrzeby komunikacyjne mówcy, nazywany jest *metaforą dyskursywną* (Evans 2009: 75). Dyskursywne metafory można utrwalić w języku zupełnie niezależnie od mechanizmów koncepcyjnych, które je przede wszystkim wygenerowały. Z kolei metafory konceptualne mogą nigdy nie znaleźć wyrazu w języku.

4.3. Znaczenie liczbowe w TLCCM

Według Evansa (2009), trzy są czynnikami odpowiedzialnymi za tworzenie znaczenia figuratywnego:

- poziomy reprezentowania wiedzy
- Salience
- względna złożoność

W odniesieniu do pierwszego czynnika, rozróżnienie, jakie Evans dokonuje między znaczeniem dosłownym a obrazowym, odnosi się do aktywowanego potencjału semantycznego w procesie interpretacji w konstrukcji aktu wypowiedzi (Evans 2009, 2011, 2015). Innymi słowy, podczas gdy dosłowne znaczenie aktu wypowiedzi jest wynikiem interpretacji, która aktywuje *pierwotny model poznawczy*, "zderzenie" w profilach pierwotnych modeli poznawczych, które podlegają dopasowaniu, następuje w znaczeniu figuratywnym. Rozbieżność ta jest wygładzona, ponieważ jeden z profili modelu poznawczego jest dopasowany do profilu wtórnych modeli poznawczych koncepcji leksykalnej. Na przykład:

Na przykład: John jest świnią.

W tym zdaniu znaczenie figuratywne wynika z niedopasowania profilu wzorca poznawczego [JOHN] do charakterystyki informacyjnej związanej z predykatem: "jest świnią". Ten proces zmniejszania rozbieżności jest ograniczony przez *Zasadę Zamawianego Poszukiwania,* która mówi, że "Poszukiwanie przebiega w sposób uporządkowany, postępując w oparciu o wtórne modele poznawcze, które są koncepcyjnie bardziej spójne w stosunku do pierwotnych modeli poznawczych" (Evans 2010: 625).

Jeśli chodzi o *słownictwo,* Evans (ibid.) argumentuje, że w rzeczywistym użyciu problem rozróżnienia między znaczeniem dosłownym a obrazowym jest bardziej skomplikowany, ponieważ należy również wziąć pod uwagę pojęcie "zakorzenienia" w pamięci semantycznej. Na przykład, wyrażenia idiomatyczne są interpretowane szybciej jako jednostki o znaczeniu figuratywnym niż dosłownym: "Pociągnięcie za sznurki" jest bardziej prawdopodobne, że będzie interpretowane jako idiom niż dosłownie, jeśli oczywiście tłumacz zna znaczenie tego idiomu. W przeciwnym razie może również dojść do nieporozumień co do znaczenia, i. dosłowne znaczenie wyrażenia może nie być w ogóle rozumiane. W przypadku powyższego idiomu nie zachodzi proces wygładzania niespójności, ponieważ idiom jest traktowany jako pojedyncze pojęcie leksykalne (wzór).

Względna złożoność jest trzecim aspektem, który musi być uwzględniony w przypadku metaforyczności. Należy ją rozumieć jako "długość drogi dostępu w przypadku rozwiązania konfliktu" (Evans 2015;631). Przypomnijmy, że termin "droga dostępu" oznacza odległość między profilem pierwotnych modeli poznawczych a drugorzędnym, tzn. jeśli wtórny model poznawczy będzie bardziej oddalony od modeli pierwotnych, będzie mniej spójny z nimi, a zatem będzie wymagał więcej energii, aby dopasować wyrównanie niedopasowania, co oznacza bardziej abstrakcyjne znaczenie figuratywne.

Na przykład:

1. Jego oczy są słoneczne.

2. Jej ręce są słoneczne.

W obu przypadkach mamy znaczenie figuratywne, ale przykład (2) jest trudniejszy do zrozumienia i wymaga więcej kontekstu. Jeśli w przykładzie (1) rozdzielczość zderzenia jest osiągnięta stosunkowo łatwo pomiędzy wtórnym modelem źródłowej domeny (Słońca) a pierwotnym modelem poznawczym koncepcji leksykalnej [EYE] opartym na koncepcyjnych znaczeniach [SUN] - "jasny, lśniący, promienny", w przykładzie (2), droga dostępu od pierwotnych modeli poznawczych do wtórnych jest dłuższa, ponieważ ręce są zwykle związane ze Słońcem.

Względna złożoność dotyczy również tego, co Ungerer i Schmid(... Cytat) nazywają mapowaniem *szczupłym* i *bogatym*, np:

3. Ivan jest świnią.

4. Jej włosy to wodospad.

W zdaniu 3 *zakres odwzorowania jest w* dużym stopniu zredukowany do jednej cechy - "nieczystości", natomiast w zdaniu 4 znaczenie liczbowe jest bogate, ponieważ terminy [WŁOSY] i [WODA] są trudne do dopasowania i zawierają wiele cech do dopasowania, tzn. droga dostępu z pierwotnego do wtórnego modelu poznawczego jest dłuższa.

4.4. Rzeczowniki muszlowe

W obecnej pracy model Evans został uproszczony i zmodyfikowany. Badanie korpusu doprowadziło do obserwacji inspirowanej przez Schmidta (2000). Chodzi o szczególną kategorię leksemów, które Schmidt nazywa "pociskami". W swojej definicji, "Rzeczowniki typu shell tworzą otwartą, zdefiniowaną funkcjonalnie klasę rzeczowników abstrakcyjnych, które mają, w różnym stopniu, potencjał do wykorzystania jako konceptualne powłoki dla złożonych, propozycyjnych informacji" (Schmidt 2000:4). Przykłady obejmują: "fakt", "przypadek", "idea", "problem", "pozycja", "przyczyna", "sytuacja", "coś", itp. Rzeczowniki-korupki to słowa indeksowe lub "puste słowa, koperty", ponieważ ich znaczenie jest niekompletne; wskazują one tylko na to, co może wypełnić kopertę, ale nadal nadają jej pewną strukturę. Znaczenie związane z tymi jednostkami powłoki jest więc związane zarówno z kontekstem, jak i z kolei generuje kontekst językowy:

Przykład: **Celem rządu** jest obniżenie podatków.

Rzeczownik "shell", który służy jako głowa nominalnej frazy, wraz z wyznacznikiem "the" i modyfikatorem "government" tworzą *kompleks zawartości powłoki* (Schmidt 2000:9) (pogrubioną czcionką), podczas gdy zawartość powłoki jest podkreślona.

Rozumienie jednostek powłoki w obecnej analizie terminów anatomicznych jest bardziej liberalne niż Schmidta. Po pierwsze, na podstawie tego, że nieokreślony rzeczownik "rzecz" (w języku bułgarskim - "neshto") jest wymieniony w tej grupie muszli - założyliśmy, że funkcja powłoki może mieć zastosowanie do konkretnych rzeczowników. Niektóre z terminów anatomicznych, tzw. *termini generales,* takie jak *glawa* (en - "głowa"), *vryzka* (en - "łącze", "połączenie"), *gynka* (en - "fałd"), itp. można również zakwalifikować jako powłoki, ponieważ ich wartość semantyczna jest niezwykle kontekstowo zdefiniowana:

- *glawa na rebroto* (pl - główka *żebra*), *dalboka glawa* (pl - główka *głęboka*)
- *kvadratna vryzka* (en - *wiązadło czworoboczne*), *kosa vruzka* (en - *skośny sznurek*)
- *predverna gynka* (en - *fałd przedsionkowy*), *sinovialna gynka* (en - *plica synovialna*).

Chociaż pojęcia te nie są pojęciami abstrakcyjnymi, w aspekcie funkcjonalnym odgrywają rolę bardzo podobną do przykładów podanych przez Schmidta (ibid.).

Idea konkretnej klasy słów, które grupują cechy semantyczne, ale nie są powiązane z referentem, znajduje się również u innych autorów. Według Geeraertsa takie słowa mają większy potencjał odniesienia, a tym samym stają się przydatne do nazywania różnych referencji (onomasiological salience, Geeraerts 2010: 200). Z teoretycznego punktu widzenia, potrzeba kontekstu do określenia znaczenia pojedynczego leksemu jest w rzeczywistości równoznaczna z usunięciem różnicy między polisemią a niejasnością (niejasność, tamże, 199): "Poziom uogólnionych terminów... jest istotny z onomasiologicznego punktu widzenia: w leksykalnym polu taksonomii, poziom uogólnionych słów określa grupę istotnych cech. W tym sensie, poziom podstawowy uosabia grupę preferencji: biorąc pod uwagę referent, najbardziej prawdopodobną nazwą dla tego referenta wśród alternatyw, które oferuje taksonomia będzie nazwa zlokalizowana na poziomie podstawowym "(ibid.). Na pierwszy rzut oka wydaje się dziwne, że uogólnione słowa nie są hiperonimiczne, ale w związku z naturą terminów anatomicznych (postrzeganych fizycznie) należy zauważyć, że to właśnie słowa z poziomu podstawowego są rozumiane jako gesty sensoryczne i funkcjonalne (Geeraerts ibidem). Ewentualne zderzenie pomiędzy specyfiką przedmiotu a abstrakcyjną naturą terminów powoduje konflikt w terminologii, która została wypowiedziana. Po raz kolejny argumentowano wybór podejścia językowego, a nie terminologicznego do nazw obiektów anatomicznych.

Hopper i Traugott (2003) uważają również, że uogólnieniu nie towarzyszy utrata materiału semantycznego. Dancygier i Sweetser to inni autorzy, którzy zbliżyli się do idei swoistego zachowania klasy słów, które nazywamy muszlami. Na przykład, w *przezroczystym języku* i kombinacji słów detoksykacja *informacji*, metaforyczne znaczenie "przezroczysty" i "detoksykacja" jako źródła jest takie, że odnosi się do celu. W ten sposób frazy profilują zarówno źródło, jak i cel, co jest czymś więcej niż zwykłą metaforą (Dancygier i Sweetser 2014: 21). Ta uwaga przypomina Interaktywną Teorię Black'a (patrz rozdział trzeci). Co znaczy "więcej" lub "poza" metaforycznym znaczeniem dla modelu Evansa? Można to prawdopodobnie przedstawić jako wprowadzenie do koncepcji leksykalnej jako wtórny model poznawczy w już i tak znaczących słowach "przezroczysty", "detoks".

Odpowiada to idei Evansa, że pojęcia leksykalne zapewniają dostęp do bogatych ramek - na przykład termin *krystety* (en - *sacrum*). Szczególny przykład konstrukcji, w której metaforyczne znaczenie podyktowane jest kontekstem, jest szczególnie powszechny w terminologii anatomicznej. Dancygier i Sweetser nazywają to "konstrukcją źródła celu" (tamże, 189). Ich przykładem jest 1. "lita skała braterstwa"; w anatomii łatwym przykładem jest 2. *mostek na nosie.*

W (1) "solidny" faktycznie charakteryzuje "braterski TARGET" JEST STAŁYM ROCKIEM, ale syntaktycznie cel charakteryzuje źródło, a to ustalenie nadaje konstrukcji charakter referencyjny. Dancygier i Sweetser słusznie biorą pod uwagę "źródło w celu" metafory konstrukcyjne celu. Na (2) *mostek nosa* nie jest taki sam, być może dlatego, że zarówno cel jak i źródło są rzeczownikami właściwymi. Por. różne zależności: tutaj * TARGET IS NOSE nie jest możliwy, zależność jest lokalna (wyrażona przez zaborczość): "nos ma mostek". Istnieje referencyjność, ale *most* leksemiczny zmienia swoje znaczenie na kontekst swojej definicji, a zatem nie ma powodu, aby uznać go za (koncepcyjną) metaforę w sensie mapowania międzydomenowego. Rozważania te związane są z obecnymi badaniami w zakresie terminologii anatomicznej, które opisują dziedziny źródłowe, takie jak CELE BUDOWLANE itp.

Hipotezę o klasie słów powłoki można przedstawić w następujący sposób: Są to słowa, które pozwalają na meta-semantyczne uogólnienie wszystkich istniejących rozszerzeń znaczeń do poziomu schematyczności, co z kolei służy jedynie jako powłoka do indeksowania nowych znaczeń w pewnym kontekście. Opis ten zawiera ideę onomasiologicznej salicji.

Rozdział 5. BUDOWA KORPUSU

5.1. Podstawy teoretyczne

Nasze badania są uwarunkowane samym tematem na płaszczyźnie anatomicznej. W odniesieniu do źródeł wypisanych kierowaliśmy się względami pragmatycznymi związanymi z zastosowanym charakterem badań. Poszukiwanie metafor opierało się na analizie językowej, tzn. najważniejszy jest punkt widzenia lingwisty, a nie terminologa. Oznacza to, że zastosowaliśmy analizę językową za pomocą odniesień do słowników codziennego użytku, słowników tezaurusowych itp. Zasadą przewodnią w budowie korpusu było odróżnienie metafor od nie-metafor w oparciu o przyjęty model teoretyczny - określenie, co będzie uważane za figuratywne, a co za dosłowne. W związku z postrzeganym przez nas rozumieniem tych dwóch ostatnich znaczeń, ponownie pragniemy potwierdzić, że istotą tego badania jest ustalenie roli metafory w jej funkcji nominacyjnej w anatomii, a nie poszukiwanie jej kontekstualnych przejawów. Celem jest stworzenie korpusu, który całkowicie wyczerpałby wszelkiego rodzaju metafory, co rodzi pytanie o reprezentatywność danych.

Kolejnym celem było poszukiwanie przejawów metafory z myślą o nauczaniu i tłumaczeniu specjalistycznej terminologii. Dlatego też ograniczyliśmy się do źródeł dostępnych do studiowania anatomii na bułgarskich uniwersytetach, gdzie nauczanie tych dwóch języków - bułgarskiego i angielskiego - jest powszechnie akceptowane.

Terminologia anatomiczna jest ściśle klasyfikowana, a nowe pozycje są akceptowane z ich łacińskimi nazwami. Jak już wspomniano, *Terminologia Anatomica* jest najnowszą klasyfikacją i obejmuje około 7,500 terminów, o około 1,500 więcej niż poprzednia *Nomina Anatomica.* Głównym zadaniem było ograniczenie tego ogromnego korpusu do tych jednostek, których motywacja nominacyjna mogła opierać się na metaforyzowaniu jednostek z codziennego słownictwa. W rzeczywistości sama budowa korpusu oznaczała konieczność przeprowadzenia procesu identyfikacji metafor. Dlatego też konieczne było podjęcie szeregu decyzji, które często odbiegały od tych podejmowanych przez innych autorów o podobnych zadaniach badawczych.

Jeśli chodzi o procedurę wydobywania termalnego, istnieją dwa główne podejścia. Pierwszy dotyczy predefiniowanych parametrów językowych, itp. *korpusowego podejścia.* Podejście to opiera się na analizie dedukcyjnej lub "odgórnej", a korpus służy jedynie jako baza danych przykładów. Drugim podejściem jest *podejście corpus-driven*, które wykorzystuje indukcyjne rozumowanie lub analizę "bottom-up". Oznacza to, że dochodzenie rozpoczyna się od każdej jednostki, a kategoryzacja jest produktem końcowym, całkowicie podyktowanym danymi (por. Tognini-Bonelli, 2001). McEnery, Xiao & Tono (2006), podkreślając, że żaden korpus nie może być całkowicie neutralny i gruntownie przeanalizowany, twierdzą, że w rzeczywistości te dwie metody wcale się tak bardzo nie różnią. McEnery i Hardie (2012) sugerują, że metody nie są sprzeczne, ale: "Implikacją tego, że dane empiryczne pochodzą z korpusu, a nie z korpusu, jest to, że podstawową różnicą między nimi jest stopień, w jakim opierają się na nich dane empiryczne" (McEnery & Hardie 2012:151).

Oczywiście, nasze badania w sposób nieuniknniony łączą oba podejścia w nadziei, że selekcja nie jest narzucona, aby uniknąć niewygodnych danych. Po pierwsze, wspomnieliśmy już, że nie trzymamy się na ślepo pewnego rozumienia metafory. Gdybyśmy szukali metafor pojęciowych w kategoriach anatomicznych, byłoby to badanie dedukcyjne poszukujące czegoś niesprawdzonego (por. Stein 2007: 42). W celu zbudowania prawdziwego korpusu, który miałby być używany indukcyjnie, pierwszym ograniczeniem dla korpusu było jednoznaczne wykluczenie kompozycyjnych lub "dosłownych" określeń opisowych, tworzonych przez zasady nazewnictwa medycznego, oraz skupienie się na tzw. nazwach, których motywacja semantyczna nie jest do końca przejrzysta, gdyż pokrywają się one ze słowami z codziennego słownictwa. Pierwszym krokiem było przefiltrowanie stosunkowo dużego korpusu 851 terminów (słów i związków) w oparciu o pojęcie przejrzystości, czyli tego, co lingwiści i terminolodzy uważają za wyraźną (synchroniczną) motywację kosztem terminów nieprzejrzystych (np. zapożyczeń łacińskich) (zob. Aneksy).

Badanie ma charakter empiryczny, głównie jakościowy, oparty na korpusie, ponieważ nie zawiera parametrów użycia języka. Praca z korpusem terminologicznym przy analizie metafor ma tę zaletę, że nie opiera się na fikcyjnych przykładach (introspekcja Steena 2007: 113), ale pozwala na potwierdzenie indukcyjnie kształtujących się tez, czyli obserwacji i manipulacji (ibidem). Jest to porównanie z przykładami spoza korpusu lub technikami weryfikacji statusu struktury poprzez transformację lub podstawienie. Obserwacja (przy użyciu słowników) jest preferowaną procedurą postępowania z konwencjonalnymi metaforami, podobnie jak terminy (tamże, s. 160).

W celu przedstawienia wyważonego obrazu rozmieszczenia metafor w języku anatomii staraliśmy się uwzględniać terminy z wszystkich siedmiu części anatomicznych równomiernie według ich liczby w tych pododyscyplinach. Na płaszczyźnie językoznawstwa włączyliśmy przedstawicieli wszystkich sposobów tworzenia wyrazów - słowno-słowotwórczych, złożonych z dwóch, trzech, czterech lub więcej komponentów. Zbadano przedstawicieli leksyko-morfologicznych, leksyko-semantycznych i leksyko-syntaktycznych sposobów tworzenia słów.

Każdy korpus terminów anatomicznych jest nierozerwalnie związany z łacińskimi nazwami. Służą one jako model i są wzorem dla każdej narodowej anatomii. Rola terminologii łacińskiej jako punktu odniesienia polega głównie na ustaleniu szeregu korelacji pomiędzy zewnętrzną strukturą formalną terminów łacińskich i bułgarskich, łacińskich i angielskich, zarówno na poziomie słów, jak i na poziomie kombinacji słów, tzw. **calquing**. To, czy kalki powinny być uważane za metafory, było jedną z kwestii do rozwiązania. Jednym z przykładów jest powszechnie używany anatomiczny termin *klon* (en - *branch*), lat. *ramus*. Zakładamy, że pojęcie leksykalne [RAMUS] jest replikowane przez [KLON] i [BRANCH] wraz z profilem modelu poznawczego bez wewnętrznego rozwoju w języku bułgarskim i angielskim.

Nie możemy mówić o "tłumaczeniu" terminów jako o dynamicznym procesie, ale o historycznie ustalonych odpowiednikach wspólnego mianownika - łacińskich terminów. Równoważniki bułgarski i angielski różnią się znacznie między sobą pod względem charakteru, w związku z szerszym stosowaniem synonimów w języku bułgarskim. Popova postrzega kwestię oczywistej (synchronicznej) i ukrytej (diachronicznej) motywacji na korzyść tej pierwszej, mówiąc, że aspekt diachroniczny nie jest tak istotny we współczesnej terminologii. Popiera swoją opinię z pozycji tradycyjnych szkół terminologicznych (Popova 1990, 1999, 2012). Ciekawe jest jednak, że jeśli **calque współistnieje** z zapożyczeniami, jak w węźle *Keitha* i *wiązce Keitha*, tworzy się warunki do zachowania / ożywienia metafory.

5.2. Tworzenie słów

Semasiologicznie, nomenklatura anatomiczna opiera się głównie na dwóch podstawowych sposobach formowania wyrazów - *specjalizacji* i *metaforyzacji*. W *specjalizacji* słowa wspólne zaczynają być używane w szczególnym kontekście, zachowując związek z ich oznaczeniami (Danilenko 1977: 25, w Popova 2012). Ta sama korelacja denotacyjna jest ustalana z powszechnie używanym słownictwem, a pochodne słownictwo terminologiczne i jakościowa opozycja semantyczna (napięcie) jest neutralizowana, definiowana jako dwa znaczenia słowa - ogólne i terminologiczne (Pernishka 1993: 293). Nowo powstałe pojęcie ożywa samo w sobie, oddalając się od polisemii powszechnie używanego słowa, z którego się wywodzi. Wspólne słowo lub podstawa, z której pochodzi termin, może się zdezaktualizować lub całkowicie zaniknąć. Specyficzną cechą terminu w porównaniu ze słowem, z którego pochodzi, jest to, że ten pierwszy stopniowo traci zależność od kontekstu, terminy dyktują nawet same rodzaje możliwych kontekstów. Na przykład możemy nawiązać do terminu *klepach* (en -eyelid) - słowo to w dużej mierze straciło swój związek z czasownikiem "clap" (od "klepam" - en - "clap") i zostało przymocowane wyłącznie do kontekstu części ciała i jeszcze bliżej do specjalistycznego dyskursu medycyny. Jeśli chodzi o metaforyzowanie, twierdzenie Pachevy-Karabovej, że terminologia anatomiczna jest metaforyczna w masie, nie jest nowe (Pacheva-Karabova 2005). Max Blake jako pierwszy argumentował, że "być może każda nauka musi zacząć od metafory, a skończyć na algebrze" (w Pasi 1988: 99). Jako jednostka przekazu wiedzy termin ten, w odróżnieniu od słowa pochodnego, pozbawiony jest jednak zdolności do oznaczania przedmiotów, sam w sobie nie może stać się znacznikiem konkretnego obrazu ze względu na jego abstrakcyjność. Dlatego dokładniej jest mówić albo o metaforycznej nominacji w aspekcie onomasiologicznym, albo o metaforycznej / opartej na metonimii polisemii w aspekcie semasiologicznym (por. także Nikolova 2003: 37). Użycia takie jak "metafora terminologiczna" i "termin metaforyczny" są, naszym zdaniem, oksymoronami, chyba że mamy na myśli zarówno źródło, jak i cel, który ma być pojęciem. Jednak mogło się to zdarzyć tylko na jakimś metapoziomie z funkcją ludyczną.

Stosunkowo duży udział w anatomii mają terminy anatomiczne uzyskane w wyniku specjalizacji powszechnie używanych słów (Nikolova 2003: 19). Rozwój anatomii, w odróżnieniu od innych nauk, prowadzi do wzrostu liczby nowych pojęć, ale znane nazwy, zwłaszcza organów zewnętrznych ciała, pozostają bez zmian. Przykładami specjalizacji są: *bedro* (en-hip), *bradichka* (en - *broda*), *vrat* (en - *szyja*), *kozha* (en - *skóra*) i inne. W języku angielskim, ten sposób mówienia jest również zachowany, choć nie tak bardzo jak w języku bułgarskim, ponieważ główne organy zewnętrzne, które nie są ściśle terminologiczne (a więc bardziej używane w stylu potocznym) są również produktem specjalizacji: kość, *udo, skóra , noga, nerki, szyja, ząb, policzek, pięta, palec,* i tak dalej.

Wyzwaniem w naszej pracy było uchwycenie tych terminów, których historia semantyczna jest zachowana, a metafora nie jest "martwa" (Muller 2008). Jeśli w podsumowaniu zostaną nakreślone trwałe i aktualne wzorce poznawcze, można będzie ostatecznie sformułować pewne konceptualizujące metafory w anatomii z wykładnikami w obu językach.

Świadomie ukształtowane terminy w obu językach są **zapożyczeniami** (adaptowany materiał języka łacińskiego - głównie na poziomie fonetycznym i leksykalnomorfologicznym, a w języku angielskim na poziomie leksykalno-syntaktycznym) lub **calques** (zapożyczenia semantyczne, znaczenia wyrażone własnymi środkami, głównie tłumaczenia swobodne):

Niektóre pożyczki w języku bułgarskim

симфиза (simfiza) symphysis
гомфоза (gomfoza) gomphosis
мениск (menisk) meniscus
бурза (burza) bursa
нефрон (nefron) nefronum
тибия (piszczel) piszczel
аорта (aorta) aorta
базион (bazion) basion
епител (epitel) epitel

Niektóre pożyczki w języku angielskim

przedsionek przedsionka ustnego orisa
przewód międzykłykciowy (interlobular ductus intralobularis)
oliwokoczułka (olivocochlear tractus olivocochlearis)
Caruncululus lacrimalis caruncululus lacrimalis
Concha of auricle Concha auruculae
Corneoscleral część Pars corneoscleralis
Saccule Sacculus (laryngis)
Tympanic incisura incisura tympanica
Sulcus brodawki brodawkowate
Tubercle Tuberkulusa
Ciało nerkowe Ciało nerkowe Ciało nerkowe
Margines dziąsła Margo gingivalis
Wrażenie sercowe Impressio cardiaca

Calques w języku bułgarskim

Небце	*(nebtse)*	*Palatum*
Горно коремче	*(gorno koremche)*	*Venter superior*
Дълбока глава	*(dylboka glava)*	*Caput profundis*
Дясно краче	*(dyasno krache)*	*Crus dextrum*
Листо на червея	*(listo na cherveya)*	*Folium vermis*
Мазолесто тяло	*(mazolesto tyalo)*	*Corpus callosum*
Маслина	*(maslina)*	*Oliwa*
Птича шпора	*(pticha shpora)*	*Calcar avis*
Гръб на езика	*(gryb na ezika)*	*Dorsum linguae*
Петльов гребен	*(petlyov greben)*	*Crista gali*

Calques w języku angielskim

(trójkątny) fałd	*plica triangularis*
końcówka	*portio terminalis*
korpus języka	*korpusy językowe*
sklepienie (gardła)	*dla garderóbek firmynix*
(przednia) gałąź	*ramus przedni*
(kolczysta) warstwowa	*warstwa spinosum*
(łokieć) nacięcie	*łokieć sieczny*
żeberka pływające	*fluktuacje kostiumów*
szyjka zęba	*szyjka macicy dentystyczna*
drzewo życia	*witki trzpieni*
koszyk komórek	*neuronum corbiferum*

Ponadto, można argumentować, że w języku angielskim użycie dużej liczby terminów anatomicznych jest faktycznie przypadkiem *zmiany kodu* - terminy te są używane, utworzone całkowicie według łacińskiej fonetyki i gramatyki - wędzidełko, *kingulum, cementum, dorsum sellae*. Por. bułgarskie wersje: *snopche* /lat. *fasciculus/* en - *fasciculus; tsvetche* /lat. *flocculus/en* - *flocculus*.Przyczyny tej sytuacji są historyczne.

Terminy łacińskie w angielskim dyskursie anatomii (nie bierze się pod uwagę faktu, że rodowici użytkownicy języka angielskiego anglojęzycznego, generalnie angizują wymowę słów łacińskich):

filtrum	philtrum
Fovea	Fovea
rogówka	rogówka
cilium	cilium
Siatkówka	Siatkówka
Soczewka	Soczewka
modiolus	modiolus
paliczki	Paliczki
crista gali	crista gali

Znaczna liczba terminów frazeologicznych ma charakter mieszany, a mianowicie gdy głowa wyrazu jest pochodzenia łacińskiego, a modyfikator jest dostosowany, por:

Lat. *Stroma iridis*	En -stroma *tęczówki*
Lat. *Margo pupillaris*	En -pupillary *border/margin of iris*

Niekoniecznie istnieje zbieżność pomiędzy terminami "pożyczony" i "uspokojony" w obu językach. Por..:

Fissure - tsepka (en *-slit), yama (*en *- pit), porta (*en *- gate)*

*Kręgosłup - bodilo (*en *- spike, spit), shipche (*en *-prong, stake)*

To niedopasowanie w naturalny sposób odzwierciedla różnice kulturowe między obiema społecznościami. Teraz stało się jasne, że zarówno zapożyczenia, jak i kalki zawierają pewien rodzaj figuratywnego znaczenia w łacińskim oryginale. Są to "martwe" metafory, takie jak łaciński *musculus (*mięsień) dosłownie "mała mysz", zdrobnienie łacińskiego "mus" (Online Etymological Dictionary), *komora* łacińskiego *ventriculus* (odnosząca się do "serca", *ventriculus cordis*), dosłownie "mały brzuszek" zdrobnienie *venter* (genitive "ventris"). Terminy te zostały wyłączone z analizy ze względu na utratę przejrzystości w przyjętych językach z przyczyn opisanych powyżej.

Na pierwszy rzut oka logiczne było wykluczenie klarownych metafor i metonimii. W swej istocie, wyciszenie jest dosłownym tłumaczeniem słowa z obcego języka za pomocą domowych środków leksykalnych. Jak widzieliśmy, kształtowana struktura obcego (terminologicznego) podmiotu jest skonstruowana zgodnie z gramatycznymi zasadami języka przybranego. W świetle tego, co zostało powiedziane na temat terminów i ich ewentualnej metaforyczności, wyraźnie widzimy użyteczność analitycznego modelu, takiego jak Evans, ponieważ **pojęcie leksykalne** jest tym, co przekazuje metaforyczność ze względu na paradygmatyczne powiązania między leksemami. Calquesowie u wielu autorów są przypisani do osobnej grupy słowotwórczej (Nikolova 2003: 61). Ze względu na możliwość poznania lub ożywienia wyrażeń figuratywnych, terminy te pozostawiono otwarte do analizy. Istnieją również calques, szczególnie w języku bułgarskim, które są bliskie swobodnej formacji wyrazów, np. termin anatomiczny jak *diga* (en-dike), lat. *obex* "bariera", podczas gdy w języku angielskim, na przykład, termin wymaga zmiany kodu. Innym przypadkiem jest to, że ten sam łaciński termin znajduje kilka bułgarskich odpowiedników. Wydaje nam się, że formacja słowna w wyciszeniu może być reprezentowana jako **nieprzebiegła** przez pojęcia leksykalne, podczas gdy relacje między znaczeniami znajdują się głównie po stronie konceptualnej. Aby być konsekwentnym, musimy opisać kalki jako tworzenie pojęć leksykalnych w danym języku (patrz rys. 1 i 2).

Pod względem ilościowym, przeważają słowa "calqued". W tej sytuacji, w praktyce, interesującym pytaniem, jakie pozostaje badaczom, jest to, czy stworzenie terminu doprowadziło do powstania słowa, czy tylko do polisemii pierwotnego leksemu. Na przykład, terminy takie jak *teltse* (en - małe ciało), *vyzelche* (en - mały węzeł) są z jednej strony złożone, ale w terminach takich jak *byalo kryvno teltse* (en - biały krwinek) i *limfno vyzelche (en - węzeł* chłonny) nie jest możliwe użycie tyalo (en - ciało) podczas używania *vyzel* (en -knot). Oznacza to, że istnieje autonomiczne słowo *teltse2* zawierające leksykalne pojęcie (i referent) zupełnie inne niż *teltse1*, ale *vyzelche zachowuje* paradygmatyczne połączenie z *vyzel*. Jeśli nie dokonamy tego rozróżnienia, dojdziemy do paradoksalnych wniosków na temat metafor pojęciowych tego typu:

tyalo (en- body)	jest	tyalo (en- body)
domena źródłowa		domena docelowa

Przy analizie językowej reprezentacji metafory kluczowe znaczenie ma kwestia **polisemii**. Jest to związane ze stopniem konwencjonalności metafory. Kształtem, różnica między *teltse* i *hylmche*, *vyzelche*, może być opisana inną kolejnością w tworzeniu słowa, ale z inną treścią źródłową:

teltse2: [[tyalo (uogólniony)] mały] > teltse2

hylmche2: hylm1 (specyficzny) > (rozszerzenie metaforyczne) > [[hylm2] mały] > hylmche2

ale..:

vyzelche2: vyzel1 (specyficzny) > (rozszerzenie metaforyczne) > [vyzel2±mały][1]

Zdrobnienie pełni funkcję onomasiologiczną w *teltse* (od sensu "coś małego" do nowego słowa), natomiast w *vyzelche* i *hylmche* akty metaforycznego rozszerzania i zdrobnienia są semasiologiczne (od pierwotnego do nowego znaczenia). Różnica między skalą *vyzelche* i *hylmche* polega na tym, że terminologia anatomiczna wykorzystuje zarówno skalę *vyzelche* jak i *vyzelche*, ale tylko *hylmche*. W terminach takich jak *Venerin hylm* (en -pubic *triangle*) i *styklovidno tyalo* (en - *vitreous body)* jako struktury synaptyczne, głowy nie są pojedynczymi słowami, a jedynie funkcjonują z ich definicjami (patrz leczenie takich przypadków poniżej). Innymi

[1] Legenda: vyzel (en- knot, węzeł), vyzelche - zdrobnienie vuzel
Teltse - zdrobnienie tyalo (en -body)
Hylmche - zdrobnienie hulmu (en - hill)

słowy, można argumentować, że teltse2, hylmche2, vyzelche2 nie są przypadkami polisemii, ale formacji słownej, gdy są mocno związane ze specjalistycznym kontekstem ciała ludzkiego. W modelu Evans'a wyraziłoby się to za pomocą podstawowego modelu poznawczego ANATOMIC OBJĘTU w systemie koncepcyjnym, podczas gdy *vyzelche1* i *hylmche1* mają swoje podstawowe modele poznawcze, odpowiednio, SOMETHING BOUND i GEOGRAFICZNĄ ELEWACJĘ. Formacja słowna w *teltse może być wyjaśniona* bez metaforycznego mapowania, podczas gdy w *hylmche* forma zdrobnienia jest formacją słowną, ponieważ leksema może być odniesiona metaforycznie do małego obiektu. Widać, że pomimo konwencjonalności terminów, w przypadkach takich jak *vyzelche2* i *hylmche2*, metafora może zostać ożywiona poprzez użycie *vyzelche1* i *hylmche1 i w ten* sposób wspierać jej znaczenie poznawcze.

Wiadomo, że nie tylko terminy, ale wszystkie jednostki językowe są używane albo holistycznie jako gotowe formuły, albo analitycznie jako produkt składu (Ray 2002, Ray & Grace 2007). To właśnie to zjawisko psychologiczne pozwala na ożywienie metafor, idiomów i przysłowiowych. Ilustracją możliwości ożywienia jest termin "*zęby psa"* (poza znaczeniem "przynależność"):

1. Ten psi ząb to koci ząb, nie człowiek.
2. Te psie zęby nie są psie.

Znaczenie takich stwierdzeń dowodzi, że *ząb kły* jest niepodzielną jednostką (struktura synaptyczna, por. *kła*), a przymiotnik nie tylko uczestniczy w znaczeniu "psiakrew", choć w procesie nominacji podobieństwo kształtu służyło jako motywacja semantyczna. Nabrała ona również znaczenia jakościowego dzięki trwałemu powiązaniu z oznaczeniem. Dlatego właśnie ten przykład: "Twoje kły są w porządku słonko" to całkowicie akceptowalne stwierdzenie.

W tym kontekście przymiotnikowa metaforyzacja wewnątrz struktury synaptycznej odżywa w sposób odwracalny, nadając znaczenie "psu".

To normalne w słowach i frazach, że kompozycja / granica między wyborcami jest całkowicie zagubiona - jest to empiryczny fakt historycznego rozwoju języka. Na przykład angielskie terminy anatomiczne zapożyczone często tracą swoją kompozycyjność w odniesieniu do łacińskiego przyrostka zdrobnieniowego:

vesicle *vesicula* (от *vessica* "pęcherz")

łzawienie karunka *caruncuIus lacrimalis* (*caruncus* "mały kawałek mięsa")

proces lentykularny *processus lenticularis*

Angielski termin *lenticular* jest nierozłączny przed - "ar". W poniższym przykładzie, łaciński wyraz morfemformacyjny i głowa imiesłowu biernego jest nierozpoznawalny w języku angielskim: *pirifor m* *apertura piriformis* (от *apertus*, imiesłów bierny *apertura* "to open").

Wniosek, jaki możemy wyciągnąć z tych przykładów, jest taki, że nawet jeśli zawierają one pewne obrazy etymologiczne, terminy te nie są wynikiem metaforycznej nominacji w danych językach. Istnieją przypadki, gdy cechy zdrobnienia" pojawiają się nie w tym samym leksemie, co w łacińskim pierwowzorze. Na przykład w określeniu *korenchevi vryzchitsi* (łac. - *fila radicularia* , ang. *korzonki nerwowe*), - termin ten jest reinterpretowany przez nominatora. - Jest to przykład identycznych analogowych (system koncepcyjny), ale różnych bułgarskich i angielskich koncepcji parametrycznych (system językowy).

5.3. Przymiotniki

Rola modyfikatorów w identyfikacji metafor jest ciekawym pytaniem teoretycznym. Jak widzieliśmy, przymiotniki mogą odnosić się tylko do koncepcji leksykalnej (Evans, 2011). Jeśli ważnym aspektem w definicji metafory jest wyraźne wskazanie na przemieszczenie lub "napięcie" pomiędzy zasadniczym znaczeniem tego słowa (tj. aktualnym, zdekontekstualizowanym) a jego świadomym znaczeniem w kontekście, to w takim wskazaniu pewną rolę mogą odegrać modyfikatory. Innymi słowy, kiedy mówi się o *mostku na nosie*, wyrażenie wyjaśniające sugeruje już, że nie jest to prawdziwy most, lecz kontekst. Popova zwraca również uwagę na to zjawisko, twierdząc, że metafora jest zawarta w składzie terminu, wraz z najmniejszym kontekstem nominacyjnym, który wyjaśnia odniesienie do metaforycznej nominacji (Popova 1986: 26). Można argumentować, że ten "mikrokontekst" tworzy model poznawczy jako część profilu poznawczego jednostki leksykalnej (Evans 2009). Podobne podejście stosuje również Sweetser, który argumentuje, że w jednostce rzeczownik-przedmiotownik odnosi się do profilów danego obiektu jako członka konkretnej kategorii, a przymiotnik komplikuje obszar aktywny z profilu rzeczownika. Sweetser interpretuje te kombinacje, stwierdzając, że istnieje interakcja pomiędzy przestrzeniami o strukturze ramowej i mapowaniami międzyprzestrzennymi w obszarach aktywnych. Rzeczownik lub kontekst wywołuje scenariusz, a słuchacz rozumie go poprzez kontekst. Niektóre przymiotniki (np. nie związane z aspektami fizycznymi) są związane z ramami struktur epistemicznych i zachowaniami epistemicznymi (Sweetser 1999: 147-149).

W odniesieniu do przymiotników, dobór Korpusu również przebiegał w kilku etapach. Początkowo wszystkie pożyczki, w tym złożone przymiotniki pochodne, takie *jak ileo-cecal, tibio-peroneal* itp. zostały wyeliminowane na podstawowym etapie selekcji przez kryterium przejrzystości/przezroczystości. Złożone przymiotniki złożone z niemetaforycznymi głowami również zostały zredukowane: *żołądkowo-jelitowy* i inne. Wyeliminowano również przymiotniki tworzone przez bułgarskie głowy produktywne - "viden", "obrazen":*vretenoviden* (en - wrzecionowate), *cherveobrazen* (en - wormlike), ponieważ są one raczej wyraźnymi podobieństwami niż metaforami. W języku angielskim, ich odpowiedniki (znacznie mniej z powodu bezpośredniego zapożyczania) są -kształtne, -kształtne: wrzecionowate, skrzydłowe, piryform, deltoidalne, vermiform.

Ponadto wykluczono przymiotniki wskazujące na położenie obiektów w przestrzeni lub należących do innego większego obiektu anatomicznego - na przykład w odniesieniu do CZĘŚCI:

- Tutaj możemy przypisać przymiotniki, w których istnieje nominacja na podstawie adjacency: *sternalan stavna povurhnost / powierzchnia stawu mostkowego*; *duodenalna vtisnatost / wycisk dwunastniczy (odcisk* na wątrobie górnego przewodu dwunastniczego); *surdechna vtisnatost / wycisk sercowy* (odcisk sercowy na sąsiednim organie). Logiczną podstawą do nominacji w tej grupie jest przecięcie się implikowanych, rzeczywistych "przyległych" pojęć należących do jednego obszaru, dlatego można powiedzieć, że jest to przypadek metonimii.

- Położenie przedmiotów względem siebie: *mięsień podskórny szyi, podskórna podskórna podskórna bursa;*
- Lokalizacja obiektów wewnątrz siebie (przymiotniki egzocentryczne) - *proces wewnątrzgałkowy, rdzeń jajnika;*
- Pozycja obiektu anatomicznego w organizmie: *chelen polyus, chelen ryba, chelno koremche.* (Angielskie odpowiedniki tych terminów wskazują orientację, ale nie wskazują pozycji: biegun *czołowy, granica czołowa, brzuch czołowy*).
- Przymiotniki i imiesłowy wskazujące pozycję i kierunek obiektu anatomicznego: *wznosząca się gałąź przednia, tylny łuk nadgarstka.* Terminy te, choć nie metaforyczne, budują obraz w połączeniu z metaforą konceptualną Ciało ludzkie jest mapą;
- Kolor obiektu anatomicznego - *płuca, wątroba, szara masa, szare kolumny* - są to typowe niemetaforyczne słowa lub jednostki synaptyczne. Mimo że istnieje obraz, nie ma projekcji metaforycznej.
- Przymiotniki z wiązką cech charakterystycznych jako cechy nominalne - Kształt, Struktura i inne. (nie potrafią precyzyjnie określić cechy wiodącej, są endocentryczne) - *gąbczaste ciało* i inne. Niektóre z nich są niemetaforyczne - na przykład: *gąbczaste ciało.* "Gubest" (en - gąbczasty) i "reshetychen" (en - lattice - podobny) to przymiotniki wywodzące się z rzeczowników, przenoszące cechy oparte na zewnętrznym podobieństwie - istnieje obraz, ale nie ma metafory.

- Przymiotnik wskazujący na przynależność obiektu anatomicznego do innego obiektu - relacja CZĘŚĆ/CZEŚĆ - *zmarszczki pochwy, płat wyspowy*;
- Przymiotniki metonimiczne, zawarte w tzw. "Rich frames" - *chirurgiczna szyjka, jabłko Adama, M.Sartorius, część atlantycka, żyła emisyjna, zastawka mitralna sacrum* itp.

Należy również podkreślić, że nie każdy obraz jest metaforyczny. Kiedy przymiotnik wyraźnie przekazuje znaczenie "podobne do" poprzez wyraz - przyrostek lub głowę, nie jest on uznawany za metaforyczny.

5.4. Rzeczowniki

Wyłączono również rzeczowniki formowane w sposób leksyko-morfologiczny, takie jak te formowane przez aksamitkę, ponieważ są one przezroczyste w swojej semantyce. Grupa ta jest wymieniana, ponieważ w poprzednich publikacjach terminy takie jak *razgyvatch* (en- *extensor*) były traktowane jako metafory, wykorzystując metaforę konceptualną. ORGANY ANATOMICZNE SŠ OŻYWIONYMI CZYNNIKAMI. Przykładów z prefiksem i przyrostkiem jest wiele - jak te utworzone z prefiksem domowym: "nad" - *nadgryklyanik* (en - *epiglottis*); "pred" - *predmishnitsa* (en - *przedramię*); z zagranicznymi przedrostkami: *diastema* (en -diastema), *epifiza* (en - *szyszynka*). Te ostatnie zostały również wykluczone jako nieprzezroczyste. W języku angielskim afiksacja odgrywa rolę przede wszystkim poprzez sufiksy, które pomagają w dostosowaniu terminów: -al-renal; -c (i) al-fascial; -ial-synovial; -oid-sesamoid; -ent-afferent; -ing - *perforacja*.

Dla celów badania sensowne było skupienie się na tych terminach, których związek z generycznymi słowami, które je wytworzyły, nie został przytłoczony przez silną formułę tego terminu. Dlatego też jednym z zadań przy budowie cropusu było jego zredukowanie po usunięciu struktur o jednoznacznym znaczeniu anatomicznym. Ugruntowane techniki słowno-papetyczne do osiągnięcia tego celu to dwie:

- *Formy przestępcze*

a) najczęściej stosowany przyrostek - "che": *vyzel-vyzelche, krak - krache*, itp;

b) przyrostek -"itsa": *klyutchitsa* (en - clavicle), *rogovitsa* (en -cornea);

c) przyrostki - "ka", "en-tse": *matka* (en-uterus), *kylbenty* (en -glomerulus);

d) rzeczowniki, tworzone przez łączenie. Poprzez łączenie, formowanie słów uzyskuje się poprzez połączenie dwóch lub więcej główek pełnych wyrazów pojęciowych w złożone słowo pochodne, w ten sposób powstaje duża liczba rzeczowników w anatomii (Boyadzhiev, Kutsarov, Penchev 1999: 267). Związki te są specjalnie nazywane, i chociaż niektóre z nich mają w nominacji obraz, nie są tworzone przez projekcję metaforyczną.

Rzeczowniki angielskie: *armpit, backbone, breastbone, eardrum, earlobe, eyeball eyebrow, eye socket, eyelash, eyelid, fingertip, fingertip, gallbladder, gallstones, кneecap, thighbone, toenail, underarm, winddpipe.*

5.5. Sformułowania merytoryczne

Zwroty merytoryczne są terminami złożonymi, tworzonymi na potrzeby anatomii, co przypuszczalnie wyklucza je jako metafory. Jak wspomniano powyżej w odniesieniu do Sweetsera i innych autorów, "mikrokontekst" definiuje domenę, więc definicja metafory jako strukturyzująca pojęcie z jednej domeny przez pojęcie z innej domeny nie ma zastosowania - *kolyano na litseviq nerv* (en - genu nerwu *twarzowego*) wyraża wyraźnie, że *genu* (po łacinie "kolano") w tym przypadku nie jest częścią nogi. Poszczególne części składowe fraz (głowy) mogły być nominowane za pomocą projekcji metaforycznej lub metonimicznej, ale zostały one zbadane oddzielnie. Główne rodzaje zwrotów to dwa:

a) z tzw. w języku bułgarskim "nesyglasuvano opredelenie" (en - predicative) w postpozycji wyrażają związki CZĘŚĆ/ŚCIEŁOŚĆ lub przynależność jednego przedmiotu do drugiego. Najczęściej są to wyrażenia przyimkowe, z przyimkiem "na" w języku bułgarskim, "of" w języku angielskim.

...z....z...

decussation piramid, genu nerwu twarzowego, jądra lemniscus bocznego, taenia czwartej komory, języczka móżdżku

b) z przymiotnikami atrybutywnymi (struktury synaptyczne). Struktury synaptyczne są postrzegane jako zunifikowane, z wyraźnym oznaczeniem, i nie zawsze można je uznać za metaforyczne. Zbadaliśmy jednak struktury synaptyczne w anatomii, stosując podejście Evans'a (2009) w celu określenia obecności projekcji metaforycznej w niektórych jej elementach na etapie nominacji.

Przy budowie Korpusu należy koniecznie wspomnieć o jeszcze jednej okoliczności. Powyżej założyliśmy, że podstawą słowotwórczą dla *teltse* jest rzeczownik o uogólnionym znaczeniu i nie ma tu żadnej metafory. Takie rozwiązanie pasuje do klasowego rozumienia metafory na poziomie koncepcyjnym: "choveshko tyalo" (en - "ciało ludzkie"), "tvyrdo tyalo" (en - "ciało stałe") i *teltse* należą do klasy superordinate "body" i związane są również z tzw. deflacyjnym wyjaśnieniem metafory (Sperber i Wilson 2008), zgodnie z którym nie ma nic szczególnego w tworzeniu metafor, są częścią naturalnego tworzenia znaczeń ad hoc, w tym uogólnionych. Jednakże kwestia ta nie została jeszcze ostatecznie rozwiązana. Co więcej, stopień uogólnienia jest specyficzny dla każdego języka i jest całkiem możliwe, że bardziej zaawansowany proces w języku łacińskim może odblokować taki proces w językach przybranych jako diachroniczne, z natury rzeczy, socjolingwistyczne, leksykalne zmiany. Obserwacja ta wspiera naleganie Evansa na odróżnienie pojęcia leksykalnego od pojęcia psychologicznego (poznawczego), jak również ostrzeżenie Steena, aby nie mieszać poziomów analizy (werbalnej i psychologicznej / behawioralnej). Z tego powodu zachowaliśmy w korpusie terminy utworzone przez rzeczowniki uogólnione i porównaliśmy je z istniejącą grupą ogólnych terminów anatomicznych zaproponowanych przez niektórych autorów.

Rozdział 6. TERMINY OGÓLNE I RZECZOWNIKI POJĘCIOWE W ANATOMII

6.1. Rzeczowniki muszlowe w bułgarskiej anatomii

W bułgarskiej terminologii anatomicznej istnieje około 190 terminów ogólnych (*termini generales*), które są wyrazami głowy w wyrażeniach anatomicznych i występują we wszystkich częściach anatomii, np. terminy takie jak: *glava* (en - *głowa*), *greben* (en - *herb*), *gunka* (en -fold), *klon* (en -*gałąź*), *list* (en - *liść*), *plocha* (en - *talerz*), *sloy* (en - *warstwa*), *tyalo* (en - *ciało*) itp. (Kanczewa 2009, Kadanov, Balan, Stanishev 1964, 1:22). To, co jest w nich szczególne, to fakt, że z ich pomocą powstają nazwy organów w różnych układach. Oznaczają" duże gałęzie w systemie terminologii anatomicznej" i są wyrazem terminologicznej wielości, a według Kanchevy mają motywację metaforyczną (Kancheva 2009: 85). Uzyskane poprzez specjalizację powszechnie używanych rzeczowników, terminy ogólne są przejawem re-terminologizacji poprzez projekcję metaforyczną (ibid.). Naszym zdaniem, *termini generałowie stracili* swój metaforyczny status (jeśli kiedykolwiek go mieli), a niektóre z nich służą jako *rzeczowniki muszlowe w* rozumieniu Evans (2009). W tym rozdziale przeanalizujemy zakres ich desemantyzacji i resemantyzacji w kombinacjach słów, a także najważniejsze pytanie - które z nich mogą "obudzić" metaforę na podstawie zachowanych w nominacji cech, a które są prawdziwymi muszlami - pozbawionymi znaczenia figuratywnego, a ich profil poznawczy różni się od innych profili innych terminów w anatomii.

Identyfikacja powłoki opiera się na wyżej wymienionych cechach - nie są one używane wraz z ich pierwszym słownikowym znaczeniem hasła. Rysunek 6 jest próbą wizualizacji ich profilu poznawczego w sposób, który odzwierciedla ich specyficzną rolę.

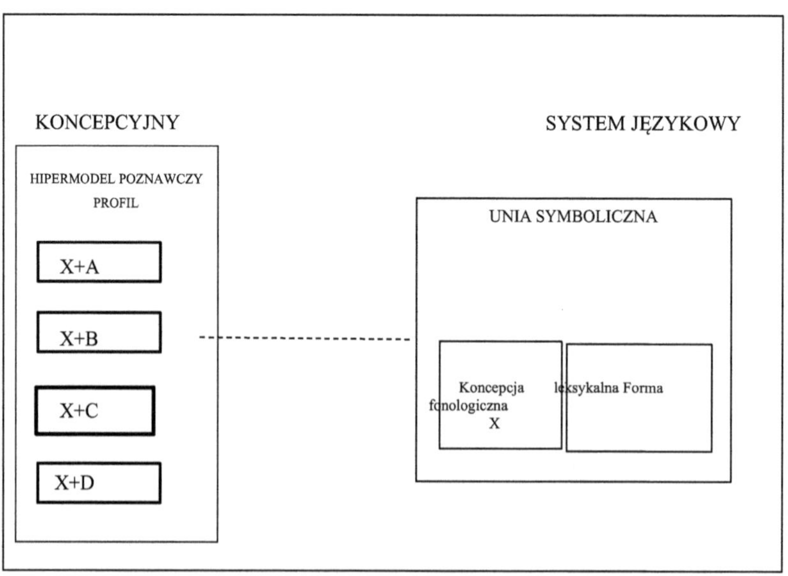

Rys. 6: Schemat reprezentacji epistemicznej koncepcji powłoki

X w uogólnionych modelach poznawczych jest cechą stałą, która jest połączona z cechami z kontekstu A, B, C, D, itp. Schemat ten można powiązać z "powłoką" rzeczowników o uogólnionej semantyce; wydaje się, że struktura hipermodelu jest w rzeczywistości strukturą modeli wewnętrznych, tzn. cechy niezmienne w nich są "żetonami", a oczywiście w hipermodelu jako całości, cecha ta jest schematycznym, wyabstrahowanym "typem". Tak więc w rzeczownikach typu shell profil pokrywa się z "hipermodelką poznawczą" (przez analogię do leksykalnej relacji hiponimia; należy zauważyć, że istnienie hiponimii może być problematyczne poza taksonomią, podczas gdy "shellness" nie jest). Propozycja może uwypuklić m.in. kwestię używania słów powłoki w specjalistycznym języku anatomii - poprzez ten uogólniony poziom reprezentacji epistemicznej w systemie konceptualnym (Evans 2010: 609).

Na przykład, weźmy udział w połączeniu słów *prashkovidna vryzka na penisa (en - wiązadło fundiform penisa;* przetłumaczone dosłownie jako "połączenie w chuście penisa"*)*, w którym słowo *vryzka* jest słowem typu shell. Procedury analityczne (w sprawie Evans) są następujące:

Wybór leksemów (jednostek symbolicznych) - *prashka* ("vid", en -"type") + integracja - *vruzka* + Fusion

W poznawczym modelu *prashkovidna vruzka* odnajdujemy schematy obrazowe "vruzka", "prashka": *typ* to muszla ("pusty") rzeczownik, wypełniona treścią "prashka", a całość jest zintegrowana w koncepcji.

Poszerzmy zakres przykładu *prashkovidna vruzka* o inny, również posiadający słowo "vruzka" w muszli.

1. *Prystonowidna vryzka na radiusa* (on *więzadło pierścieniowe*, przetłumaczone dosłownie jako "pierścieniowe połączenie promienia")
2. *Lychista vryzka na kitkata* (pl - promieniste *więzadło nadgarstka*, przetłumaczone dosłownie jako "promieniste połączenie nadgarstka")
3. *Krystosani vruzki na kolyanoto* (en - *więzadło krzyżowe patelni*, tłumaczone dosłownie jako "skrzyżowane połączenie kolana")

Prystenowidna vryzka na radiusa

Wybór leksemów (jednostek symbolicznych) "prysten" "vid" (en-"type") (+integracja) "vruzka" "radius " (+integracja)

FUSION

Prysten-o-vid-n-a	+	vruzka na	+	radiusa
Rzeczownik złożony z samogłoską łączącą + przyrostek + płeć żeńska		predykatywny + przyimek	+	definitywność

Schematy obrazowe [VRUZKA], [PRYSTEN] są obecne w modelu poznawczym]; "vid" (en - "typ") jest rzeczownikiem skorupowym wypełnionym treścią "prysten" (en - "ring" (nie pokazany na schemacie); [RADIUS] jest obecny jako *ziemia* w *relacji figura-ziemia* (Talmy 1972), a całość jest pojęciem.

Głównymi słowami w słowach muszli są leksyko-semantyczne i leksyko-morfologiczne (w języku bułgarskim): *krache, yamka (*en - *opening, fovea, fossa), hulmche, mehurche* (en -vesicle), itd. Jednak terminy, które odpowiadają jako formy wyrazowe wyżej wymienionym ogólnym terminom, nie są zdrobnieniami - na przykład przyrostek - "che" w określeniu *krache* jest raczej homonimiczne i wyróżniające się, niż tylko informacyjne. Dlatego też *krache* można zdefiniować "jako niewielką część anatomicznego narządu w kształcie nogi".

6.2. Rzeczowniki muszlowe w angielskiej anatomii

Zespół

Termin ten można znaleźć w większości gałęzi anatomii:

- Myology -fascia, *thin board, band*
- Układ nerwowy - *pasmo* płaskie
- Splanchnologia - *komorowe (fałdowe) pasmo krtani*
- Arthrologia - *opaska izchiokapsularna*

Wyciągnięte terminy z Korpusu:

Angielskie terminy	terminy łacińskie
1. Fascia, thin board, band	1. Fascia
2. Pasmo płaskie (Taenia thalami)	2. Taenia thalami
3. Opaska izchiokapsularna	3. Ligamentum ischiofemorale
4. Komorowe (fałdowe) pasmo krtani	4. Plica vestibularis

Według hasła słownikowego, "zespół" ma następujące znaczenia:

1. Cienki pasek elastycznego materiału używany do okrążania i wiązania jednego przedmiotu lub do łączenia kilku przedmiotów: metalowa taśma wokół beli bawełnianej.

2. Pasek lub pasek, który kontrastuje z czymś innym w kolorze, fakturze lub materiale.

3. Wąski pasek materiału używany do przycinania, wykańczania lub wzmacniania artykułów odzieżowych.

4. Coś, co ogranicza lub wiąże moralnie lub prawnie: bandy małżeństwa i rodziny.

5. Prosta, niekochana obrączka, zwłaszcza obrączka ślubna.

6.

a. Opaska na szyję lub kołnierz.

b. opaski Dwa paski zwisające z przodu kołnierza jako część ubioru niektórych duchownych, uczonych i prawników.

c. Wysoki kołnierz popularny w XVI i XVII wieku.

7.

a. Biologia Chromatycznie, strukturalnie lub funkcjonalnie zróżnicowany pasek lub taśma w organizmie lub na organizmie.

b. Anatomia Tkanka pępowinowa, która łączy lub utrzymuje struktury razem.

http://www.thefreedictionary.com/band

Główne znaczenia pojęcia leksykalnego [BAND] związane są ze słowem "pasek", a więc afordancje semantyczne i cechy pojęcia leksykalnego - pasma mogą otaczać, wiązać, mogą przybierać inny kształt, mogą być łączone z innymi paskami, a więc odpowiedzialna jest za to cecha semantyczna "długi, wąski i miękki" - jeśli jest umieszczona w innych, to drugie znaczenie definicji - "pasek". Materiał / faktura jest również plastyczna - nawiązanie do słowa "taśma" może być wykonane z tkaniny, ale również z metalu - piąte znaczenie definicji - w hipermodelu poznawczym jest schematycznie przedstawiana jako "coś elastycznego, miękkiego". Ta schematyczność koncepcji leksykalnej pomaga przekształcić ją w **powłokę** - w anatomii, zdefiniowanej w definicji *pasma, w centrum uwagi* znajduje się cecha Shape: "długi, wąski, miękki" - tzn. pozostałe cechy hasła słownikowego są porzucone i w wyspecjalizowanym języku anatomii *zespół* nabywa indeksowość (*typ*), której *żetony* są używane w określeniach - w tym sensie *zespół* przypomina bułgarskie słowa *vruzka* i *gunka*. Ta indeksowość jest połączona z modyfikującą składową w związku terminologicznym, aby skomponować ogólne znaczenie tego terminu, np. w *paśmie płaskim*, calque łacińskiego *taenia thalami*, połączenie zawiera cechę Shape - "coś płaskiego" plus "coś długiego, wąskiego i miękkiego".

Bud

Terminy zaczerpnięte z korpusu:

Angielskie terminy	terminy łacińskie
1. Kubki smakowe	1. Gemma gustatoria
Epiglotal	epiglottidis
	2. Caliculus
2. pączek smakowy	gustatererius
	3. Gemma dentis
3. Pączek zębowy	

Termin ten można znaleźć w "Splanchnology" i "Sensory organs":

- "Splanchnology" - *kubek zębowy, epiglotalowy kubek smakowy*
- " Organy czuciowe" - *pączek smakowy*

Podstawowe znaczenie *pączka* jest związane z cechą semantyczną "coś się rozwija, rośnie".

Bud:

1. (Botanika) obrzęk na łodydze rośliny składający się z nakładających się na siebie niedojrzałych liści lub płatków

2.

a. częściowo otwarty kwiat

b. (w połączeniu): rosebud.

3. (Biologia) każdy mały wyrostek przypominający pączek: kubki smakowe.

4. coś małego lub niedojrzałego

5. (Biologia) bezpłciowy odrost w prostych organizmach, takich jak drożdże, i hydra, który rozwija się w nowy osobnik.

6. (Narkotyki rekreacyjne) slangowe słowo na marihuanę

7. (Botanika) w pączkach na etapie produkcji pączków

8. nip in the bud: to put an end to (an idea, movement, etc) in its initial stages - buds, budding or budded.

9. (Biologia) (intr) (roślin i niektórych zwierząt) do produkcji pączków

10. (intr) aby zacząć się rozwijać lub rosnąć.

11. (Ogrodnictwo) (tr) ogrodnictwo do przeszczepu (pączek) z jednej rośliny na drugą, zwykle przez umieszczenie pod korą.

(American Heritage® Dictionary 2011)

Kształt jest jedynie implikowany w pojęciu leksykalnym - jest niezróżnicowany - "puchnący" - ponieważ wiele leksemów może mieć tę cechę, więc główną cechą motywującą jest funkcja wraz z szeregiem uzupełniających się cech semantycznych i afordancji. W *pączku zęba* pewną rolę odgrywa afordancja "czegoś, co będzie rosło", o czym świadczy cecha "niedojrzałości" - wskazuje na to, że bułgarskim odpowiednikiem jest *pypka*, która ma podobne afordancje. W języku łacińskim termin ten oznacza *gemma*: mała bezpłciowa struktura reprodukcyjna... która oddziela się od rodzica i rozwija się w nową jednostkę. Oryginalnym znaczeniem *gemmy* jest: "klejnot" (stąd "gem" w języku angielskim - "precious stone"). Prawdopodobnie w przypadku operacji fuzji interpretacja afordancji "coś cennego" idzie w parze z "czymś, co będzie rosło i rozwijało się". Bułgarski termin "*lukowica"* (en - " żarówka"), główną cechą motywującą jest kształt (część pierwotnego modelu poznawczego), pozostałe znaczenia słowa "lukowica" pozostają niezrealizowane w terminie - na przykład "służy do jedzenia" i "początek nowej rośliny" - z wtórnego modelu poznawczego (Bylgarski Tylkoven Rechnik 2012). W związku synaptycznym, *vkusova chashka*, (en- kubek smakowy, dosłowne tłumaczenie "filiżanka smakowa"), akcent "coś wylewa się, wypełnia", wynikający ze szczególnego kształtu filiżanki, stanowi podstawę leksykalnego pojęcia motywującego ten termin, przy czym ten pierwszy jest częścią drugorzędnego modelu poznawczego i dlatego termin *vkusova chashka* jest motywowany metaforycznie. Związek *vkusova chashka* jest synaptyczny, ponieważ jego interpretacja jest holistyczna, tzn. istnieje odrębne pojęcie leksykalne [VKUSOVA CHASHKA], w odróżnieniu na przykład od innych pojęć leksykalnych, które mają składnik "chashka" - "chashka na lale" (en - "płatek tulipana"), itp. W odniesieniu do pączka możemy założyć, że słowo to jest powłoką, której treści poznawcze są schematyczne, co oznacza "puchnięcie", "wyrostek" bez tworzenia specyficznie wyraźnego obrazu.

Kanał

Terminy wypisane z Korpusu:

Angielskie terminy	terminy łacińskie
1. Przewód żółciowy wspólny	1. Ductus choledochus (biliaris)
	2. Ductus reuniens
2. Kanał Hensena, kanał Hensena, kanał łączący, kanał łączący	3. Ductus interlobularis
3. Kanał międzypłaszczyznowy	4. Przewód krzyżowy (Ductus striatus)
	5. Przewód piersiowy (Ductus thoracicus)

4. Kanał prążkowany
5. Kanał piersiowy
6. Tympaniczna powierzchnia kanału ślimakowego

6. Paries tympanicus ductus cochlearis (membrana spiralis)

Główna cecha semantyczna "kanału" jest związana z "przewodzeniem cieczy, gazu lub innej substancji". Łacińskie słowo "ductus" oznacza "prowadzić gdzieś", co jest przeszłą formą imiesłowu "ducere" - "prowadzić". W języku bułgarskim zachowana jest konceptualna treść "ductus", ale słowo to wyciszane jest przez różne formy słowne: *kanal(che)* (en - "channel") (ductus), *protok* (en - "strait"), *hod* (en - "movement")- semasiologicznie rzecz biorąc, wszystkie mają w swoim modelu poznawczym cechę semantyczną związaną z "ścieżką, przejściem, ruchem czegoś na z góry określonym kursie", "prohod" (en - "pass"), tzn. w języku bułgarskim cecha Kształt jest stosunkowo niestabilny - w "hod" praktycznie nie występuje w modelu poznawczym, podczas gdy w *kanale* i *prot* jest połączony z innymi cechami semantycznymi, aby nadać różnice między pojęciami leksykalnymi - w "kanale" - pewna sztuczność jest implikowana (w drugorzędnym modelu poznawczym) "kanał" jest tłumaczony na język angielski zarówno jako "kanał", jak i "kanał" - może być sztuczny, "Usiliyata da se kanalizirat" (wysiłek można ukierunkować), podczas gdy w "prot" semantyczna afordancja związana jest z połączeniem dwóch powierzchni wody, "wodę" można usunąć i zastąpić (zwężenie semantyczne) dowolną cieczą - żółcią, krwią, itp. Wracając do *kanału*, hasło słownikowe nadaje następujące znaczenia:

Kanał:

1) rurka, przewód lub kanał, za pomocą których przesyłana jest substancja, w tym ciecz lub gaz

2. (Anatomia) każde cielesne przejście, w tym jedno przenoszące wydzieliny lub wydaliny.

3. (Botanika) wąska rurkowa wnęka w roślinach, często zawierająca żywicę lub jakąś inną substancję

4. (Elektrotechnika) Nazywana również: kanałem lub rurą przewodzącą kabel lub przewody elektryczne

5. (Budynek) przejście, przez które może przepływać powietrze, jak w przypadku klimatyzacji

6. (drukowanie, litografia i introligatorstwo) zbiornik farby w prasie drukarskiej

(American Heritage® Dictionary of the English Language, 2011)

Kształt jako cecha motywująca nie jest w centrum uwagi, może pasować do kształtu *rury, kanału, rury* i *wnęki, kanału, kanału, zbiornika.* W każdej z leksykalnych koncepcji tych słów połączonych onomasiologicznie przez podobieństwo rodzinne, specyficzny kształt pośredniczy w różnych afordancjach semantycznych, które służą jako punkty wyjścia dla nowych cech (w drugorzędnych modelach poznawczych). *Kanał* jest jednak słowem "**shell**", którego leksykalne pojęcie obejmuje uogólnioną funkcję funkcji, oznaczającą "wyprowadzenie czegoś" do hipermodelu poznawczego, wraz ze schematyczną funkcją Shape. Nie ma rzutowania figuratywnego, w procesie fuzji słowo kanał połączony jest z elementem modyfikującym, co nadaje podstawowe znaczenie całej koncepcji leksykalnej - np. *kanał piersiowy* - kanał lokalizacyjny, *prążkowany* - POWIERZCHNIA (schemat obrazu), *kanał łączący* - KONTAKT (schemat obrazu).

Proces

Terminy wypisane z Korpusu:

Angielskie terminy	terminy łacińskie

1. Proces kondyloidalny	1. Processus condylaris
2. Proces korakoidowy	2. Processus coracoideus
3. Proces Lenticularny	3. Processus lenticularis
4. Pial proces	4. Processus pialis
5. Proces styloidalny	5. Processus styloideus
6. Proces niecynowany (z kości etmoidalnej)	6. Processus uncinatus
7. Proces waginalny	7. Processus vaginalis
8. Proces jarzmowy (kości czołowej)	8. Processus zygomaticus

Termin "*proces*" występuje w "narządach *czuciowych*": proces soczewkowy, "układzie nerwowym": *proces pial*, "plantechnologii": *proces nieskinowany*, "osteologii": *proces waginalny*. (patrz tabela powyżej). Szczególne znaczenie ma etymologiczne powiązanie z pojęciem leksykalnym [PROCESS], "działanie długoterminowe, seria działań". Podstawowym znaczeniem łacińskiego słowa "processus" jest "postęp, rozwój", (imiesłów przeszłości "procedere" - "idź do przodu"). Powszechnie używane słowo "proces" i jego bułgarski odpowiednik mają podobne znaczenie proceduralne. Jednak w biologii i anatomii, a także w innych wyspecjalizowanych dyskursach, znaczenie "procesu" jest obiektywne - "coś, co się pojawiło", czyli "wyrostek". Zgodnie ze słownikiem "proces" jest:

> 6. Biologia: Wyrostek tkanki; część wystająca: proces kostny.
> (http://www.thefreedictionary.com/process)

Niektórzy autorzy nazywają przypadki, w których działanie jest postrzegane jako przedmiot "metafora ontologiczna", ale naszym zdaniem, w tym przypadku jest to przypadek metonimii. W odróżnieniu od bułgarskiego odpowiednika *izrastyk* (en -

"outgrowth"), w którym motywacja semantyczna "coś wyrosło" jest zachowana przez żywy paradygmat relacji z gniazdem "rośnie", "proces" jak [PROCESS][2] w anatomii jest nieprzezroczysty, ale nabrał pewnego **indeksowego** (shellowego) znaczenia. Paradoksalne jest to, że zamiast łacińskiego terminu wyjaśniającego formę referenta, znajomość wszystkich referentów z tą nazwą ujawnia etymologię tego słowa.

Kręgosłup

Terminy wypisane z Korpusu:

Английски термини	Латински термини
1. Przedni kręgosłup nosowy	1. Kręgosłup nosowy przedni
2. Dendrityczny kręgosłup	2. Gemmula dendritica
3. Tympaniczny kręgosłup większy	3. Spina tympanica major
4. Mniejszy tympaniczny kręgosłup	4. Spina tympanica mała
5. Kręgosłup sferoidalnej kości	5. Spina ossis sphenoidalis

Termin ten znajduje się w "Systemie nerwowym" i "Osteologii":

- "Układ nerwowy" - dendrytyczny kręgosłup;
- "Osteologia" - kręgosłup kość grzbietowa, przedni kręgosłup nosowy.

Koncepcja leksykalna [SPINE] ma trzy równoważne pojęcia leksykalne w języku bułgarskim. - [BODILO], [STATEK], [SHIPCHE]. Częścią słownikowej definicji "kręgosłupa" jest: "mały ostrokątny wierzchołek przypominający szpic na łodydze lub liściu", który można łatwo porównać do terminu "*dendritic spine"* z łacińską *gemmula dendritica* ("gemmula" po łacinie oznacza lub "kamień" lub "pączek").

Cechą charakterystyczną Kształtu, wyrażoną przez "ostro zakończoną" jest prawdopodobnie motywacja w kręgosłupie *kości sferoidalnej*, ponieważ według innego słownika "kręgosłup" to "każda ostro zakończona projekcja". Jednak ta cecha jest schematyczna, a obraz jest blady, więc trudno powiedzieć, że istnieje jakaś metaforyczna projekcja. Naszym zdaniem *kręgosłup* jest słowem **skorupkowym**. Oryginalne znaczenie łacińskiego słowa jest "kolcem", "kolcem", "osetem" i możemy mówić o dosłownym podobieństwie lub podobieństwie rodzinnym, ponieważ wszystkie te słowa w aspekcie semasiologicznym mają wspólną cechę "czegoś ostrego" i dlatego onomasiologicznie słowo jest uspokajane przez różnych tłumaczy na różne sposoby.

Na uwagę zasługują różne leksemy używane w języku bułgarskim, zwłaszcza, że w obu terminach w "Osteologii" łaciński odpowiednik to kręgosłup - *kręgosłup angularis* i *kręgosłup nosowy przedni*. Zastosowanie terminów *shipche* i *dendritno shipche* może być związane z *gemmula* - zdrobniającą formą *gemmy*, dlatego nominacja tego terminu jest dość niezależna od terminów w dziale "Osteologia".

Traktat

Terminy zaczerpnięte z korpusu:

Английски термини	Латински термини
1. Tor oliwokoczysty	1. Tractus olivocochlearis
2. Przewód pokarmowy	2. Tractus olivospinalis
3. Triada portalowa; pole portalowe, obszar portalowy lub trakt portalowy	3. trias hepatica 4. Tractus opticus
4. Układ optyczny	5. Tractus solitarus
5. Samotny szlak	6. Tractus tectospinalis
6. Przewód tektospinalny	

7. Ciągnik Goll lub powięź gracile	7. Fasciculus gracilis medullae spinalis

Termin ten występuje w "Układzie nerwowym": przewód *tektospinalny, przewód neuronowy, przewód owalny, powięź gracile, przewód soliterowy, przewód oliwokoczulny, przewód optyczny* oraz w "Plantechnologii": *triada portalowa, obszar portalu, przewód portalowy, przewód pokarmowy.* Zgodnie z definicją słownikową "tract" to:

Tractwo:

1) obszar lub obszar ziemi, wody itp.; region; rozciągnięcie.

2.

a) określony region lub określony obszar ciała, np. układ wydłużonych części lub organów: przewód pokarmowy.

b) wiązka włókien nerwowych o wspólnym pochodzeniu i przeznaczeniu.

3. odcinek lub okres czasu; odstęp czasu; upływ.

4. rzymskokatolicki hymn pokutny, składający się z wersetów biblijnych, śpiewany stopniowo, np. przed Wielkanocą.

(Collins English Dictionary 2014)

Łacińskie słowo "tractus" oznacza "ciągnąć", "ciągnąć" - stąd pochodzi wiele słów w języku angielskim - "przyciąganie", "odejmowanie", "umowa", "wyciąganie", "odejmowanie", "ciągnik" itp. Wszystkie one mają wspólną cechę semantyczną wspomnianą powyżej oraz różne afordancje semantyczne - ciągnik "ciągnie" lub "wciąga" ciężki sprzęt, zaś przyciąganie w planie osobistym ponownie wiąże się z byciem "ciągniętym" do kogoś lub czegoś. Pierwsze znaczenie definicji "tract" zostało po raz pierwszy zapisane w języku angielskim około 1550 roku n.e. jest to prawdopodobnie metaforyczne przedłużenie "stretch" - rozciąganie (w tym "ciągnięcie"), z którego znaczenie rzeczownika "stretch" może pochodzić: "ciągły obszar lub rozległy obszar ziemi lub wody." Jednocześnie konceptualizacja czasu poprzez przestrzeń została już dawno odkryta poprzez tzw. *ruchomą metaforę czasu*, w której czas jest przedstawiany jako obiekt fizyczny poruszający się w przestrzeni (Lakoff i Johnson, 1999, Evans 2004a, Radden 1997, 2003a). W tym przypadku jednak ważne jest semantyczne rozszerzenie "tractus" lub "tractus" w znaczeniu "passage", które jest implicite w definicji. "Przejście" oznacza "ruch", "zmianę jednego stanu na inny" - "upływ czasu", ale istnieją też inne synonimy - "ścieżka", "kanał", "kanał". Zdecydowanie istnieje związek pomiędzy "ścieżką" i "traktem", ponieważ "ścieżka" i "trakt" są synonimami - *ścieżka neuronowa, trakt neuronowy*. Podczas gdy relacja między "traktem" a "ekspansją" jest widoczna w analizie, podobnie jak relacja między "traktem" a ruchem cech semantycznych, trudno jest znaleźć wspólną płaszczyznę między "traktem" a pęczkiem cech semantycznych, który znajduje się w profilach modelu poznawczego traktu *oliwokologicznego*, *neuronalnego*, ale brakuje go jako cechy w *traktie samotnym*. Prawdopodobnie związek pomiędzy dwoma wyżej wymienionymi pojęciami leksykalnymi jest związany z afordancją "przestrzeni" - "obszaru", "strefy", "przestrzeni", w której coś się mieści - "przestrzeni wody", obecność tej afordancji może tłumaczyć związek z "systemem" - "grupą wzajemnie oddziałujących elementów, tworzących całość". "Rozszerzenie" odnosi się do "rozszerzenia", a więc do pojęć przewodu pokarmowego, *optycznego* - układów, które rozciągają się na wiele narządów. Całkiem możliwe, że na pewnym etapie rozwoju koncepcji leksykalnej [TRACT] obszar, strefa, przestrzeń (konceptualizowany za pomocą schematu obrazu CONTAINER) został zastąpiony metonimicznie przez rzeczy, przedmioty, które do nich należą - system węzłów nerwowych lub wiązek, co jest jedynie domysłem, biorąc pod uwagę, że ta metaforyczna/metonimiczna projekcja miała miejsce w granicach języka łacińskiego, ponieważ "tract" jest formą dostosowaną w języku angielskim. To właśnie w granicach łacińskiego "tractus" to słowo uzyskało swój **muszlowy** charakter, który został zachowany w języku angielskim.

W odniesieniu do bułgarskich odpowiedników, ze względu na różny czas wejścia pojęć związanych z łacińskim "tractus", oczywiste jest, że zastosowano różne leksemy, podkreślając dość odrębne cechy semantyczne, które wydawały się ważne w różnych terminach dla nominujących. W języku bułgarskim, choć nie ma konsystencji językowej - na przykład *samotno snopche* (en - *solitary tract) jest* formą spokojną, podczas gdy *hranosmilatelen trakt* (en - *trawienie*) jest formą przystosowaną, i tak dalej.

6.3. Terminy ogólne z zachowaną nominacją metaforyczną

Podobnie jak w przypadku słów typu shell, *termini generales* z metaforyczną nominacją również służą jako głowy w wielu kombinacjach słów w terminologii anatomicznej, ale naszym zdaniem zachowały one w pewnym stopniu w swoich profilach poznawczych swoje specyficzne cechy ukształtowane na podstawie metaforycznego mapowania i dlatego nie mogą być uznawane za jednostki typu shell.

Metaforyczna natura tych terminów może być "ożywiona" w przeciwieństwie do "pustych" słów powłoki, lub terminologiczne użycie wcale nie wymazało ich metaforycznej motywacji. Poniżej znajduje się próba wizualizacji różnych przypadków "żywej" metafory w oparciu o model Evans'a:

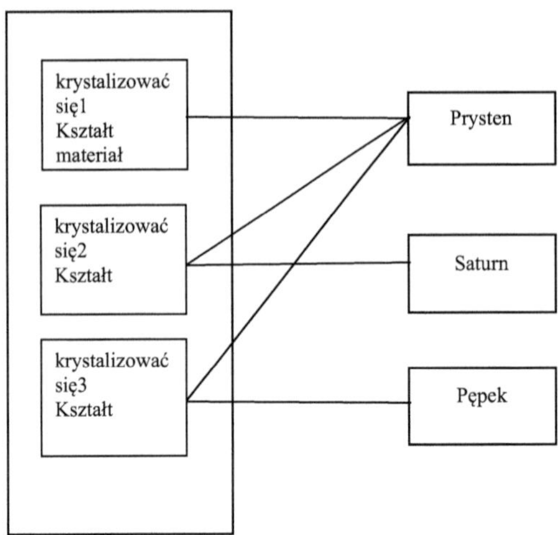

Rysunek 6. Nakładanie się na siebie poprzez dopasowanie cech pomiędzy modelami poznawczymi koncepcji leksykalnej [PRYSTEN - en -"ring"] (metafora).

Wenecja

Lexeme *venets* (en - transalted dosłownie "wreath") występuje w dwóch terminach - *zyben venets* (en -literal - "wieniec dentystyczny") i lychist venets (en - Lit. - "promienisty wieniec"), z angielskimi zapałkami *dziąsła* i promienistą *koroną*. W nomenklaturze łacińskiej są to *dziąsła* i *korona radiata* (*korona* - "korona", "wieniec", *radiata* - "promień" - "szprychy koła", "belka").

Terminy wypisane z Korpusu:

bułgarskie terminy	Angielskie terminy	terminy łacińskie
1. Wnętrza Zybenu	1. Dziąsło (dziąsła)	1. Gingiva
2. Lichistowskie miejsca spotkań	2. Korona promieniująca	2. Corona radiata

Słownikowe znaczenie tego słowa pozwala nam analizować profile modeli poznawczych "venetów":

(BTR 2102)): Weneckie:

1. Tkany krąg kwiatów i gałązek do dekoracji głowy
2. Korona na wesele, którą nakłada się na głowy Panny Młodej i Pana Młodego.
3. Wykonana z metalu lub malowana aureola wokół głowy świętego w ikonie.
4.Figuratywny. Udane zakończenie trudnej i znaczącej pracy lub najlepsze osiągnięcie w jakiejkolwiek działalności.
5. Wyspecjalizowany. Mięsisty płaszcz szczęki u korzeni zębów.

Można założyć, że oba terminy w języku bułgarskim otrzymały swoje nazwy oddzielnie, nie będąc ze sobą powiązane, więc można je uznać za pojęcia leksykalne niezależne od leksykalnego pojęcia powszechnie stosowanej jednostki językowej, oznaczonej przez [VENETS]. Jego podstawowy model poznawczy zawiera cechę "kręgu czegoś" (podobną do czasownika "wieniec"), a wraz z nim afordancje obejmujące Materiał (kwiaty i gałązki) i Funkcję (dla dekoracji) są zawarte w pojęciu leksykalnym). Dominujący schemat obrazu w profilu modelu poznawczego jest związany z "okrągłością" i dlatego leksema jest używana do wyznaczenia półokręgu w jamie ustnej [VENETS]^2.

Przypadek z synaptycznym terminem *lychist venets/radiate crown/corona radiata* jest zupełnie inny. Obydwa określenia połysk to "korona promieni". Tutaj [VENETS]^3 jest wynikiem metonimicznego zawężenia znaczenia - holistycznego postrzegania dekoracji głowy, odnotowanego również w rozwoju semantycznym "korony"/"korony" (również pierwotnie "coś zakrzywionego, dekoracja głowy kwiatu"). Przymiotnik "promienisty" jest wykładnikiem cech semantycznych Materiał /Kształt. Złożony termin promieniująca *korona* to przypadek dosłownego podobieństwa z aureolą promieni przedstawioną wokół głów świętych. W anatomii angielskiej, odpowiednikiem *zubenowskiej weneckiej* jest nieprzezroczyste *dziąsło*. Ze względu na częste stosowanie [VENETS]^2 w życiu codziennym, metaforą jest tu "spanie". Najwyraźniej jest to wtórny model poznawczy lub **metaforyczna** nominacja na Kształt, a nie słowo "shell". Silny związek słowno-słowny (według pomysłu Evansa) pomiędzy "venets"^{1} i "venets"^{2} sugeruje możliwość ożywienia metaforyki.

Vreteno (pl - *wrzeciono*)

Termin ten występuje w "Układzie nerwowym": *wrzeciono neuroendynamiczne* i "Organy zmysłów": *modiolus*. Słowo "vreteno" występuje również jako część złożonego przymiotnika "vretenoviden" (en - mięsień wrzecionowaty) w określeniu *vretenoviden muskul* (en - mięsień wrzecionowaty). W języku łacińskim termin ten brzmi *modiolus* - "piasta na kole", zdrobnienie od "modius", "miara zboża" (http://www.thefreedictionary.com/modiolus).

Terminy wypisane z Korpusu:

bułgarski termin	Angielski termin	termin łaciński
1. *Nevrosuhojilno vreteno*	1. *Wrzeciono neurotydynamiczne*	1. *Organum sensorium tendinis*
2. *Vreteno*	2. *Modiolus*	2. *Modiolus, columella cochleae*

Wyrażenie językowe bułgarskiego terminu odpowiada angielskiemu leksemowi "spindle", który ma podobną motywację:

((BTR 2012)): Vreteno:

1. Drewniany pręt o krótkim, zaokrąglonym kształcie, zwężający się na obu końcach, używany do przędzenia przez obrót

2. Wyspecjalizowany: Część maszyny przędzalniczej lub tkackiej do nawijania przędzy.

3. Specjalistyczna część maszyny (tokarka, wiertarka itp.) w kształcie pręta o okrągłym przekroju poprzecznym, który obraca się wokół własnej osi.

Wrzeciono:

1.

a. Pręt lub szpilka, zwężona na jednym końcu i zazwyczaj ważona na drugim, na której włókna są ręcznie obracane w nitkę, a następnie nawijane.

b. Podobna wędka lub sworzeń używany do spinningu na kole obrotowym.

c. Sworzeń lub wędka trzymająca szpulę lub szpulę, na której nawijana jest nić na automatyczną przędzarkę.

(http://www.thefreedictionary.com/spindle)

Pomimo pewnych różnic w definicjach słownikowych, cechy semantyczne obejmują "długi i cienki przedmiot", podczas gdy afordancje semantyczne związane są z ruchem obrotowym. W drugorzędnym modelu poznawczym [VRETENO]^2 terminu *nevrosuhojilno vreteno/nerwiadkowate wrzeciono*, cechy te odnoszą się głównie do Kształtu, a także do semantycznej afordancji - zdolności do obracania się"- "osi ślimaka". Co więcej, wspomniany przymiotnik "vretenoviden" w określeniu *vretenoviden muskul wiąże* się również z punktem centralnym, wokół którego coś się obraca (połączenie mięśni w jamie ustnej - chiasma = krzyżowanie, por. *środek*). Makroskopijny termin *vreteno* ma podobną motywację. Chociaż jest nieprzezroczyste, słowo *modiolus* ma po łacinie podstawowe znaczenie 'piasta', 'gniazdo', czyli coś 'w czym obraca się coś innego, środek obrotu, oś'. Tak więc istnieje metaforyczna projekcja w Kształcie i Funkcji. matryca cech. Ludzie, którzy wyciszyli te terminy w obu językach, używali różnych perspektyw dla różnych organów, ale ani słowo "vreteno", ani "wrzeciono" nie są muszlami, lecz raczej **metaforami.**

*Greben (*pl - herb, grzebień)

Słowo "greben" występuje jako składnik terminologiczny w wielu związkach anatomicznych.

Terminy wypisane z Korpusu:

bułgarski termin	Angielski termin	termin łaciński
1. Vynshen tilen greben	1. Grzebień potyliczny	1. Crista occipitalis interna
2. Spiralen greben	2. Więzadło spiralne	2. Cristi Spiralis
3. Grebeni na kojata	3. Grzbiety naskórkowe	3. Brodawki skórne
4. Naprechen greben	4. Grzbiet poprzeczny (grzebień)	4. Crista transversalis
5. Triygylen greben	5. Trójkątny grzbiet/grzebień	5. Crista trianglaris
6. Supinatoren greben	6. Grzbiet supinatora (ulna)	6. Crista musculi supinatoris
7. Chelen greben	7. Grzebień czołowy	7. Crista frontalis

Słownikowe znaczenia słowa "greben" są następujące:

(BTR2012)): Greben:

1. Płaski przedmiot z zębami do czesania.
2. Ząbkowany, mięsisty wzrost głowy koguta lub innego ptaka.
3. Grzbiet górski.
4. Najwyższa, podłużna część fali.

Pojęcia leksykalne zdefiniowane przez znaczenia 2, 3 i 4 są całkowicie niezależne, oderwane od znaczenia w 1, ale nie ma wątpliwości, że są uzyskiwane poprzez metaforyczną projekcję cech semantycznych Kształt za pomocą schematu obrazu POSITION. Najpierw za pomocą semantycznego zawężenia pojęcia leksykalnego w drugorzędnym modelu poznawczym [ZIELONEGO] pozostają tylko "zęby", a następnie za pomocą schematu POZYCJI w sensie "coś z góry", a także za pomocą innych afordancji semantycznych, pozostałe pojęcia leksykalne z hasła słownikowego "greben". Angielskie odpowiedniki terminów są zróżnicowane: herb, *grzbiet, wiązadło*. Jeśli chodzi o słowo "grzbiet", ma ono nieco bardziej schematyczny charakter:

1. Długa wąska górna część lub kalenica: grzbiet fali.

2. ....

a. Długi, wąski, wzniesiony odcinek powierzchni ziemi, taki jak łańcuch wzgórz lub gór lub podział między sąsiadującymi dolinami.

b. Długie pasmo górskie na dnie oceanu.

3. Wąska, wydłużona strefa o stosunkowo wysokim ciśnieniu atmosferycznym. Nazywany też klinem.

4. Długa, wąska lub grzebienista część ciała: grzbiet nosa.

5. Linia pozioma utworzona przez połączenie dwóch pochyłych płaszczyzn, a zwłaszcza linia utworzona przez powierzchnie na szczycie dachu.

(http://www.thefreedictionary.com/ridge)

W profilu modelu poznawczego [RIDGE] wchodzi pojęcie leksykalne [CREST], które jest semantycznie zawężone w pojęciu leksykalnym [RIDGE]. Cechy semantyczne, które są dopasowane do wtórnego modelu [RIDGE] są "długie", "wąskie", "podwyższone". Potwierdza to również słownikowe znaczenie słowa "herb":

1.

a. Zazwyczaj ozdobny tuf, kalenica lub podobny występ na głowie ptaka lub innego zwierzęcia.

b. Wzniesiony, nieregularnie ząbkowany grzbiet na stygmatach niektórych kwiatów.

c. Róża lub przydatek na części rośliny, takiej jak liść lub płatek.

(http://www.thefreedictionary.com/crest)

Różnica między tymi dwoma pojęciami leksykalnymi zdaje się leżeć w perspektywie wizualnej - w przypadku *herbu Kształt* jest bardziej konkretny i "bardziej figuratywny" (z definicji słownikowej: tuf ornamentowy, kalenica... http://www.thefreedictionary.com/crest) budowany jest gęstszy obraz wizualny, a w "kalenicy" cechy semantyczne są schematyczne. Bułgarskie słowo "greben" nie robi takiej różnicy, np. sens 3 bułgarskiej definicji odpowiada zarówno "grzbietowi" (sens 2a słownikowej definicji), jak i "herbowi". W "grzebieniu" przeważa pozycja "górnej części", a nie cecha "zębów":

1. najwyższa część wzgórza lub pasma górskiego; szczyt.

(http://www.thefreedictionary.com/crest)

Zdecydowanie jest pewna różnica w tym sensie, w przeciwieństwie do "grebena". W anatomii zamienność *grzebienia* i *grzbietu* neutralizuje jednak tę różnicę. W języku angielskim *herb* jest zapożyczony z języka francuskiego z łacińskiego "crista" w znaczeniu "wiązka", "gałązka", "grzebień", natomiast w języku bułgarskim "greben" jest kalką tego samego słowa. Możemy stwierdzić, że zarówno *greben*, jak i *herb* są umotywowane metaforycznie, podczas gdy *kalenica* jest słowem muszli.

Shiyka (pl - mała szyja)

Terminy wypisane z Korpusu:

bułgarskie terminy	Angielskie terminy	terminy łacińskie
1. Zybna shiyka	1. Szyja zęba	1. Cervix dentis
2. Shiyka na dolnata chelyust	2. Szyja żuchwy	2. Collum mandibulae
3. Shiyka na mehura	3. Szyja pęcherza moczowego	3. Cervix vesicae
4. Shiyka na rebroto	4. Szyja żebra	4. Collum costae

Słowo "shiyka" ma znaczenie: mały anatomiczny obiekt z cechami "shiya" (pl - "szyja").

"Shiyka": "shiya" (betonowa koncepcja leksykalna) + (dosłowne podobieństwo) rozszerzenie = nowa koncepcja + mały

Różne znaczenia słowa "shiya" potwierdzają ten rodzaj formacji wyrazowej - nie tylko w sensie anatomicznym (jako synonim "vrat" -en- także "szyja"), ale także w sensie "shiya na butilka" (en - "szyja butelki") (nie można powiedzieć "vrat na butilka"*), a także innych przedmiotów o odpowiednim kształcie, jak również w wyrażeniach np. "siromashiya do shiya" (en - tłumaczenie. "tak biedna jak mysz kościelna"), " zatuvam do shiya" (en - "po uszy w"), gdzie słowo jest używane w sposób metonimiczny.
"Shiyka" to odrębne pojęcie leksykalne z definicją słownikową:

(BTR 2012)): "shiyka":

1. Mała, cienka szyja.

2. *Figurka.* Cienki kawałek butelki i więcej. tuż pod jego otworem. Szyjka butelki.

Jak widać, pojęcie leksykalne również wykazuje zmianę, ponieważ jedynym śladem w drugorzędnym modelu poznawczym od pierwotnego jest "cienka część" czegoś (butelka, dzbanek, macica). Naszym zdaniem wątpliwe jest, czy jest to ekspansja metaforyczna, czy też dosłowne podobieństwo. Jeśli termin ten jest używany jako konsekwencja dosłownego podobieństwa, oznacza to, że ma on raczej schematyczną strukturę, która "zastępuje" na podstawie pewnego podobieństwa (na przykład podobieństwo w funkcji) lub jest wypełniony treścią, która wskazuje na indeksowość.

Jednak w nowej koncepcji leksykalnej [SHIYKA][1] pierwotny profil modelu poznawczego jest konsekwencją dopasowania obiektu anatomicznego (lub innego obiektu rzeczywistości - butelki, dzbanka itp.) do cechy Kształt wtórnego modelu poznawczego [SHIYKA] - w koncepcji słowa potocznego, które raczej wskazuje na projekcję metaforyczną, zostaje zachowany, obraz zostaje zachowany, a metafora może zostać "przebudzona".

W języku angielskim pojęcie leksykalne [NECK] nie przedstawia cechy "mały", tzn. nie dokonuje się rozróżnienia między "szyją" a "małą szyją", jak to ma miejsce w przypadku bułgarskich "shiya" i "shiyka", podczas gdy "szyja" w użyciu wprowadza również szereg wyrażeń frazeologicznych. Łacińskie słowo szyjka *macicy*, które jest jednostką języka nomenklatury, oznacza "szyjka, kark" (www.etymonline.com/ = szyjka macicy). Wąskie znaczenie ma "szyjka" w znaczeniu "kark".

Z punktu widzenia obrazowania pojęcie leksykalne [SHIYKA] nie jest pojęciem skorupowym, podobnie jak [NECK], ze względu na zachowaną konkretność, tj. oba mają zachowaną nominację **metaforyczną.**

6.4. Podsumowanie

We wcześniejszych analizach metaforyczności w terminologii anatomicznej przyjmuje się, że terminy takie jak *vruzka, gynka, glawa, hod, yama/rowek, kanał, kręgosłup, proces* itp. motywowane są możliwością mapowania cech w podobny sposób między treścią słów codziennych, potocznych i obiektów anatomicznych, które są nazywane (a dokładniej ich pojęciami), dlatego terminy takie są metaforyczne, ponieważ dotyczą dwóch dziedzin. W podejściu, którego używamy, staraliśmy się sprawdzić sugestię Evansa o istnieniu rzeczowników o funkcji współmiernej do funkcji słynnych shifterów (zaimków takich jak "ja", "ty", "to"). Takie elementy leksykalne mają strukturę semantyczną, ale ich znaczenie referencyjne nie jest stałe i zmienia się w zależności od kontekstu. Dlatego też Schmidt i Evans nazywają je "rzeczownikami pustymi lub "muszlami", ale, jak już powiedziano, taką klasę rzeczowników - a raczej klasę zastosowań - może wyróżnić szereg innych autorów za różnymi nazwami. Dzięki swojej schematycznej strukturze semantycznej chętnie akceptują odniesienie do kontekstu i w tym sensie są indeksami słownymi. Słowa indeksowe są wygodne do nazwania, najpierw przychodzą na myśl zadanie onomasiologiczne (Gaerrerts 2010). Porównać można z podejściem teorii relewancji, zgodnie z którym język figuratywny przechodzi przez pojęcie ad hoc o uogólnionym, schematycznym znaczeniu. Z naszym przykładem "vruzka" oznaczałoby to, że z codziennych znaczeń "vruzka na obuvki" (pl - "sznurowadla") i tak dalej, schematyczne znaczenie VRYZKA pochodzi online, a następnie jest modyfikowana w zależności od kontekstu (Wilson, Carston 2007). W praktyce jednak istnieją dowody na to, że zarówno mówca, jak i słuchacz mają w swojej psychicznej inwentaryzacji usystematyzowany "pusty" rzeczownik. Jest to sposób na opisanie potencjału związanego z każdym słowem tworzenie. Używając schematycznej koncepcji leksykalnej jako indeksu (powłoki), głośnik wskazuje na cechy nowego odniesienia. Tutaj możemy użyć rozróżnienia między typem (type=shell nounoun) i wyrażeniem (specyficzna nazwa opracowana w kontekście językowym i epistemologicznym, token). Relacja zdekontekstualizowana jest typem, a w terminologii anatomicznej *kolenni vruzki* (*więzadła kolanowe*) i tym podobne jest przejawem.

Zależność pośrednia jest tym, co pozwala na eliptyczną strukturę, np. jeśli słowo indeksowe jest częścią nazwy synaptycznej, w dyskursie często głowa zastępuje całą nazwę: np. *mida*, zamiast *ushna mid (*en - *małżowina uszna).* Ta sama zależność jest realizowana na poziomie spójności tekstu. Słowa takie jak "problem", "przyczyna" itp. tłumaczone są nie tylko podrzędnymi zdaniami, jak wskazuje Schmidt, ale także "podsumowują" już przedstawioną sytuację:

Przykład:. Nie mogę zmienić mojego zdjęcia profilowego. Jak mogę poradzić sobie z tym **problemem**?

Chociaż przypomina to kategoryzację, relacja indeksowa jest inna ("I" nie jest kategorią, do której należy mówca, na przykład Peter!). Szczególne znaczenie ma fakt, że słowa indeksowe muszą być dzielone przez członków społeczności mówiącej, podczas gdy kategoryzacja może pozostać indywidualnym aktem umysłowym. Rzeczowniki te, aby mogły być używane w sposób onomasiologiczny, muszą być faktem społecznym, który przy konstruowaniu znaczenia uwzględnia takie czynniki jak typowość (stąd salience), a także uwzględnia społeczny charakter języka - stereotyp.

Istnieje opinia, że liczba słów indeksowych jest znacznie większa niż w literaturze przedmiotu, np. "Dzieło współczesnej antropologii językowej mocno dowodzi, że każdy język - a więc każdy fakt socjolingwistyczny - jest koniecznie faktem indeksowym, czyli sposobem, w jaki używane znaki lingwistyczne i peryferyjne wskazują na kontekst użycia skonstruowanego w ten czy inny sposób dla użytkowników tych znaków. "(Silverstein 2003: 195). Przykładami rzadziej dyskutowanych słów indeksowych są:

- niedopowiedziane słowa takie jak "sąsiad", "wróg", "gotowy" (bo to zależy od kontekstu, na co?);
- Słowa zawierające perspektywę: "lewo", "prawo", w naszym korpusie, "tył", "góra" (jako że indeksują one wcześniej przyjętą pozycję ciała);
- przymiotniki skalarne - "długi", "duży" (ponieważ wymagają kontekstu, np. "duża mucha" nie jest wielkością "dużego domu".

Takie dane literaturowe zachęciły nas do rozwinięcia idei Evansa i Schmidta i nazwania jej "pustymi" rzeczownikami w indeksie (muszelkami). Analiza terminów anatomicznych zawierających powtarzające się głowy potwierdziła przydatność uwypuklenia indeksualności cech w semiotycznej / symbolicznej strukturze koncepcji leksykalnej w niektórych przypadkach. Podejmowana jest próba wizualizacji różnicy między słowami indeksowymi "w magazynie" w leksykonie a tymi, które nie są takie w codziennym słownictwie. Sam Evans nie oferuje analizy tak subtelnego poziomu konkretnych przykładów, więc jest to również test wykonalności pomysłów TLCCM. Interesującym wnioskiem z analizy jest to, że możliwe jest, iż w wyspecjalizowanym języku anatomii pewne rzeczowniki uzyskały charakter indeksowy - *głowa, pochwa, żołądek, brzuch, warga, przewód, proces* i ich bułgarskie odpowiedniki*: glawa, vlagalishte, stomah, korem, ustna itp*. Inne, nawet przy wprowadzaniu terminologii anatomicznej, były indeksowane - *vruzka, koren, vuzel, gynka, gryb, dryjka/groove, band, proces, kręgosłup, przewód*.

Możemy stwierdzić, że słowa indeksowe nie mogą być uważane za metafory. Doprowadziło to do kolejnego ograniczenia korpusu o metaforycznie umotywowanych terminach do istniejących propozycji. W tym przypadku ograniczenie korpusu było rdzeniem części analitycznej.

Poza poziomami reprezentacji wiedzy w modelu TLCCM, należy zauważyć, że przedstawiona analiza uwzględnia ciągłą wymianę pomiędzy czynnikami semantycznymi i onomasiologicznymi oraz istotę zjawiska jako produktu lub procesu. Odpowiada to obserwacjom poczynionym w literaturze na temat roli rozważań zarówno w stosowaniu metafor (Steen 2007, 2008, 2014), jak i w tworzeniu terminów (Kageura 2002: 12). Te dwa aspekty zjawiska wyraźnie pokazują powtarzające się przekonanie wielu lingwistów kognitywistów, że ze względu na historyczną i społeczną istotę języka, aspekt diachroniczny jest obowiązkowy dla analizy językowej, a w szczególności przy analizie źródeł zastosowań figuratywnych (Gaerrerts 2010: 249). Rozwój ten, jak widać w przypadku angielskiego słowa "socket", nie musi przechodzić od terminu specyficznego do uogólnionego. W modelu TLCCM jest on przedstawiany jako rearanżacja pierwotnych i wtórnych modeli poznawczych. Słowo może ulec zwężeniu, tzn. uogólnione pojęcie pierwotnego pojawia się ponownie jako wtórny model poznawczy. Takie różnice występują naturalnie pomiędzy różnymi językami z powodu różnych schematów użycia:

Przykłady:

1. L. Ventriculus - "mały brzuszek" **pierwotne** E. Ventriclé - **pierwotne** serce

L. Ventriculus "komora serca" **wtórny**

2. L. Valva - "jedna z połówek drzwi składanych" - **podstawowy**

L. Valva - "fałd membranowy regulujący przepływ płynów ustrojowych" - **wtórny**

E. Zawór - "fałd membranowy regulujący przepływ płynów ustrojowych" - **podstawowy**

3. L. Rostrum - "platforma" - podstawowa

L. Rostrum - "koniec dziobu statku", "dziób" - **drugorzędny**

Б. Chovka[2] - chovka na mazolestoto tyalo **primary**

Dla rzeczowników grupy uważanych za nieindeksowane kryterium jest to, że w ich modelu poznawczym zachowują większą liczbę cech szczególnych, sam model poznawczy jest drugorzędny, według Evansa, są one metaforyczne. Innymi słowy, stworzenie terminu anatomicznego doprowadziło do leksemicznej polisemii (procesu semasiologicznego opartego na podobieństwie figuratywnym) - weneckiego, *vreteno*. Uważamy jednak, że przykłady takie jak te przemawiają za tak zwanym przez Gaerrertsa *dosłownym podobieństwem*, którego nie uważa za metaforyczne (Gaerrerts 2010: 283). Można powiedzieć, że przypadki terminu

[2] Chovka (en - rostrum) - chovka na mazolestoto tyalo (en - rostrum corpus callosum)

Formacja na dosłownym podobieństwie opierają się na leksemach o wyraźnej indeksowości. Ich onomasiologiczne predyspozycje wynikają ze specyficznej kombinacji (enkapsulacji) cech semantycznych, które są również charakterystyczne dla nowo powoływanych (jak to ma miejsce w żargonie).

Można powiedzieć, że w wypisanych terminach korpusu dominują "metafory" lub terminy ogólne, w których metafora może być "przebudzona" (w rozumieniu Mullera 2008).Ciekawą obserwacją z analizy jest to, że terminy metaforycznie umotywowane są graficznymi znaczeniami słów, które oznaczają przedmioty, natomiast terminy indeksowane są zazwyczaj związane z czynnościami, czy to pochodzącymi od czasowników - *vlagalishte*: "vlagam" (en- 'put in, insert')', *vyzel* (en - "knot"): "neshto vyrzano" (en -something "tied", "interplined"). Emblematyczny pod tym względem jest termin *vruzka*. W strukturze pojęciowej leksemu istnieją wtórne modele poznawcze oparte na odwołaniu do obiektu, ale jako termin anatomiczny opiera się na wtórnym modelu poznawczym.

Również koncepcje leksykalne o przezroczystym składzie wyłączone z Korpusu terminów anatomicznych jako niemetaforyczne (*teltse, razgyvach/ekstensor, korpus, tensor*) mają znaczenie indeksowane w swojej symbolicznej strukturze. Taki rozwój modelu Evans'a jest w duchu jego nalegań, aby analiza językowa uwzględniała zarówno relację słowo-rzeczywistość, jak i słowo-słowo. Znaczenie indeksu bierze pod uwagę drugie. Pod względem psychologicznym linki te nazywane są *asocjacyjnymi, aktywacyjnymi, dostępowymi* itp.

Wreszcie, co nie mniej ważne, w dziale tym przedstawiono przedstawienie przypadków, w których możliwe jest ożywienie metaforycznej motywacji pojęć anatomicznych. Jest to możliwe, jeśli istnieje relacja słowo-słowo, to znaczy, jeśli jako ekwiwalent używane jest słowo codzienne. W dyskursie specjalistycznym, oczywiście, definicje i wiedza sensoryczna użytkowników mają również znaczenie dla ewentualnego ożywienia metafor, jak również wszelkich relacji etymologicznych.

Rozdział 7. TERMINY UMOTYWOWANE METAFORYCZNIE

7.1. Cechy motywujące

Akceptujemy poglądy Chitkina (1988) i Pernishki (1993), że głównymi motywującymi cechami są podobieństwo w **Kształcie, Funkcji, Pozycji**, lub ich połączenie, tzw. **matryca** cech. W tym rozdziale zajmiemy się terminami specyficznymi, to znaczy tymi, które w odróżnieniu od terminów ogólnych (termini generales) są niezależnymi terminami makroskopowymi i nie służą jako głowy terminów złożonych.

7.2. *Kształt* jako cecha motywująca

Kształt odgrywa główną rolę w postrzeganiu obiektów świata realnego i według teorii prototypu jest obserwowany jako pierwszy. W profilu modelu poznawczego koncepcji leksykalnej nie zawsze jest on jednak wyrażony, a jeśli jest, to bardzo często jest łączony z wieloma innymi cechami, zwłaszcza z cechą semantyczną Funkcja - na przykład z terminem *kapache (en-kneecap,* dosłownie - "mała pokrywka"), który jest neologizmem, uzyskanym przez mapowanie na podstawie cechy Kształt, ponieważ czapka kolanowa ma okrągły kształt. Jeśli jednak przeanalizuje się afordancje słowa, można stwierdzić, że funkcja funkcji semantycznej jest najważniejsza w kształtowaniu pojęcia leksykalnego [KAPACHE], ponieważ zgodnie z wpisem słownikowym *kapache* "ma funkcję zakrywania i zabezpieczania". Kształt jest elastyczny i zależy od przeznaczenia - może być metalowy z "kapakiem" (en - "pokrywa" jak w pokrywie słoika), skórzany w "kapatsi na kon" (en - końskie migawki) lub inny - tzn. jest częścią wtórnego modelu poznawczego, a dostęp do niego jako cecha semantyczna jest zapewniony przez funkcję w pierwotnym modelu poznawczym. To właśnie ze względu na tę "płynną" naturę Kształtu, celem badania jego siły motywacyjnej jest jak najdalej idące rozdzielenie go jako głównej cechy motywującej w sensie anatomicznym.

Dlatego też, w danym pojęciu z Kształtem jako siłą motywacyjną, staraliśmy się wyróżnić te, w których Kształt jest wiodącą lub nawet jedyną siłą motywującą.

W Korpusie zidentyfikowano trzy terminy monolexemiczne. Istotną częścią nazw narządów anatomicznych, tworzonych przez projekcje metaforyczne oparte na Kształcie, zwłaszcza narządów wewnętrznych, jest mapowanie cech zwierzęcia na jednostkę anatomiczną człowieka: *chovka* (en - "dziób"), *rogche* (en - "mały róg"), a zwłaszcza wykorzystanie gatunków zwierząt w nominacji organów ciała ludzkiego, e.g. *mida* (en -"małż"), *rakovina* (en -"małż"), *chervey* (en - "robak"), *ohlyuv* (en - "ślimak").

Przedstawiamy tu schemat projekcji pomiędzy wtórnym modelem poznawczym z leksykalnego pojęcia słowa pospolitego w pierwotnym modelu słowa, używanym jako termin.

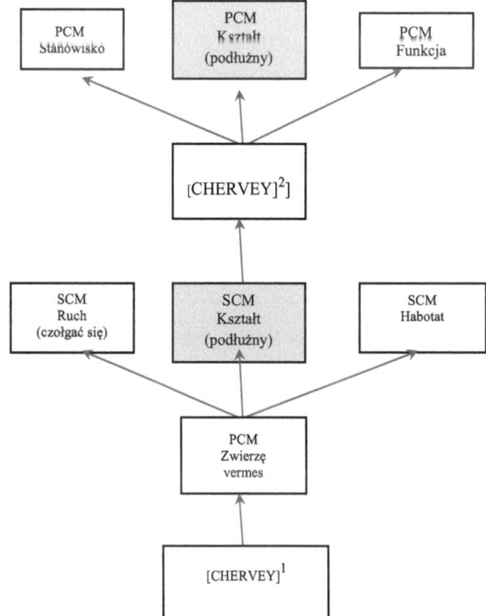

Rys. 7: Schemat leksykalnej koncepcji wspólnego słowa "chervey" i projekcji w profilu poznawczym z Pierwotnego Modelu Poznawczego do Drugiego Modelu Poznawczego, oznaczającego pojęcie *chervey.*

Legenda: PCM -Primary Cognitive Model; SCM - Secondary Cognitive Model

Kylbentse

Termin *kylbenty / kłębuszek kwiatowy powstaje* po tym, jak pojęcie leksykalne [KYLBO] (en - "kula") zostaje pozbawione swojego najbardziej ogólnego znaczenia i dodany zostaje homonimiczny przyrostek - "enz".

Kylbentse: "kylbo" (uogólniony)+ "mały" = nowe słowo

Nie ma metaforycznego mapowania w tworzeniu *kylbentów,* ale istnieje metaforyczne rozszerzenie w tworzeniu różnych koncepcji z profilu modelu poznawczego pojęcia leksykalnego [KYLBO]. Jak wynika z definicji, cecha semantyczna Kształt pojęcia leksykalnego [KYLBO] jest stosunkowo "nieokreślona", co czyni ją istotną jako strukturę indeksującą. *Kylbentse* jest jednak odrębnym pojęciem leksykalnym w języku anatomicznym, które weszło już w uformowaną anatomię, tzn. formowanie wyrazów zostało przeprowadzone zanim słowo weszło do dyskursu anatomicznego - obecność polisemii na podstawie pojęcia leksykalnego [KYLBENTSE] sugeruje projekcję figuratywną na podstawie cech Kształt i schematu obrazu Skala. *Kylbentse* jest specyficznym terminem w anatomii i jest kalką łacińskiego zdrobnienia "glomus", "glomer" - kłębek. W anatomii angielskiej termin ten jest pożyczony.

7.3. Funkcjonowanie jako funkcja motywująca

Ustalenie funkcji narządu jest wynikiem nie tylko postrzegania zmysłowego, ale również wyższej aktywności umysłowej. Nic więc dziwnego, że ta cecha motywująca najczęściej wchodzi w interakcję z innymi cechami motywującymi i schematami obrazowymi - np. *kapache* jest interakcją Kształtu, Położenia i Funkcji, te trzy różnie oświetlają leksykalne modele koncepcyjne. W niniejszym podrozdziale, nasza analiza skupi się na <u>funkcji</u>, która jest główną cechą semantyczną motywującą nominację.

Podpora

Słowo "podpora" jest częścią terminu *podpora na bajalata liniya// tylne mocowanie linea alba*, łacińskiego *adminiculum lineae albae*. Słowo języka potocznego "podpora" już dawno straciło swój metaforyczny charakter, tzn. nawet pierwsze znaczenie hasła słownikowego jest pozbawione realnej denotacji, jest nowym pojęciem ukształtowanym przez metaforyczne rozszerzenie:

> ((BTR 2012)): "Podpora": 1. Specjalna konstrukcja lub dowolny zestaw przedmiotów do podtrzymywania, podtrzymywania, podpierania.

Naszym zdaniem, koncepcja leksykalna [PODPORA] pochodzi z jednego końca skali metaforycznej/nie metaforycznej, w tym sensie, że jest w pełni konwencjonalna; jest metaforą "martwą". Wskazuje to również, że angielski termin *attachment*, pod względem cech semantycznych, jest schematyczny i pozbawiony szczególnego oznaczenia. *Adminiculum* w języku bułgarskim oznacza "podpora", "pole" i jest używane do oznaczania szpilek winnic, które utrzymują roślinę. Tak więc, łacińskie słowo jest bardziej specyficzne i podwójne odniesienie do przekazu metaforycznego jest nadal "przebudzone".

7.4. Orientacja jako cecha motywująca

Cecha motywująca Orientacja współgra z przestrzennymi schematami obrazowymi grupy (M. Johnson 1987) takimi jak UP-DOWN, FRONT-BACK, LEFT-RIGHT, PERIPHERAL CENTER CENTER, NEAR-FAR. Terminy, które są motywowane przez Orientację to: *ekvator na leshtata/ równik obiektywu* i meridiany *na leshtata/ meridiany obiektywu*. Metaforyczna orientacja cech odgrywa również rolę w innych terminach podlegających Macierzy cech - np. *Ostrov/Island*. To, co jest szczególne w wyżej wymienionych pojęciach, to fakt, że oznaczają one jednostki anatomiczne, które nie mają odniesienia fizycznego, w przeciwieństwie np. do *serca, mózgu, wątroby*. Możemy argumentować, że *równik* i *południki* są terminami w anatomii, podobnie jak inne, które mogą być interpretowane w szerszym kontekście poznawczym (w CMT są one metaforami pojęciowymi). Zgodnie z hasłem słownikowym, słowo "równik" oznacza:

((BTR 2012)): "ekwipunek": Wyimaginowany krąg, który dzieli globus na północ i południe.

Zgodnie z wolnym słownikiem, słowo "równik" to:

Wyimaginowana linia otaczająca i kula ziemska, odległa od biegunów, używana w nomenklaturze anatomicznej do oznaczenia takiej linii na organach kulistych. (http://medical-dictionary.thefreedictionary.com/equator)

Na podstawie tych dwóch definicji można stwierdzić, że dla uzasadnienia koncepcji leksykalnej [EQUATOR OF THE LENS] nie wystarczy, że słowo "soczewka" jest interpretowane jako kula ziemska, ale raczej jako "kula ziemska", czyli planeta, ponieważ tylko te ostatnie mają równiki i południki, czyli w drugorzędnym modelu poznawczym koncepcji leksykalnej [EQUATOR OF THE LENS] istnieje model "kula ziemska = planeta". W tym sensie możemy stwierdzić, że konceptualna metafora POŻYCZKI OCZEKIWANIA JEST ZIEMSKĄ GLOBĄ. Ten sam argument odnosi się do określenia *meridianów obiektywu*. Przypomnijmy, że Evans nie odrzuca całkowicie roli metafor pojęciowych, ale twierdzi, że nie jest to jedyny mechanizm znaczeń figuratywnych, jak to ma miejsce w przypadku *równika soczewki*.

7.5. Schematy obrazowe jako cechy motywujące

Jak już wspomniano w rozdziale drugim, niektóre schematy obrazowe można uznać za bezpośrednio motywujące do nominacji poprzez tzw. domeny obrazowoschematyczne (Clausner i Croft 2006). W anatomii, taki schemat CONTAINER, który jest główną cechą motywującą (wraz z cechami Kształt i Funkcja) w terminach: *peshtera* (en - dosłownie "jaskinia"), *mehche* (en - dosłownie "mały mieszek") i *kolba* (en - dosłownie "kolba").

Kolba

Termin *kolba* jest używany w dwóch słowach - *vytreshna kolba* (en - dosłownie "kolba wewnętrzna") i *vunshna kolba* (en - dosłownie "kolba zewnętrzna"). Słowo "kolba" jest również motywowane przez schemat CONTAINER, chociaż ogólna motywacja opiera się na matrycy wiązek cech semantycznych - na przykład "kolba" ma pewien kształt, zawiera pewną substancję (ciecz), służy do określonego celu (eksperymenty laboratoryjne). Angielski odpowiednik jest *cebulowy* z łacińskiego "bulbus" - "cebula", "bulwa", tzn. profil modelu poznawczego jest inny, a schemat CONTAINER nie odgrywa żadnej roli. Podobnie jak inne terminy, *kolba* jest umotywowana metaforycznie, ale pojęcia anatomiczne [VYTRESHNA KOLBA] i [VUNSHNA KOLBA] nie są metaforami.

7.6. *Matryca cech motywujących*

Terminy anatomiczne mogą być motywowane (1) kompleksem cech semantycznych i schematów obrazowych oddziałujących na siebie w obrębie jednego słowa lub pojedynczego członu związku - np. (*ochen) beltyk*, (*tracheal) stępka*, (*peroneal) makarichka* , lub 2) w obrębie struktury synaptycznej (połączenie jako całość) - *ogoleno pole / goły obszar, svoboden ryba / wolny margines, sivo pokrivalo / indisium griseum*. W niniejszym podrozdziale przyjrzymy się Matrycy cech działających w jednym słowie, tj. w niesynaptycznym słowie złożonym. Oczywiście kwestia wiodącej roli odrębnej cechy semantycznej jest kwestią interpretacji i perspektywy, wynikającej zarówno z indywidualnych postrzegań, jak i ze złożoności pojęć, dla których często trudno jest jednoznacznie określić wiodącą cechę w nominacji.

Beltyk (pl - *sclera,* dosłownie - "białko jajka")

Ochen beltyk jest bułgarskim odpowiednikiem *twardówki.* Słowo "sclera" pochodzi od łacińskiej nazwy "sclera", która jest modyfikowana przez greckie "sklēros", "hard". Bułgarski termin *ochen beltyk* jest strukturą synaptyczną, tzn. [OCHEN BELTYK] powinien być postrzegany jako pojęcie, a nie jako dowolna kombinacja. Element definiujący "ochen" (en - dosłownie "of the eye") służy jako mikrokontekst, który z kolei, podobnie jak inne tego typu przypadki, określa pojęcie, czyniąc je niemetaforycznym. Motywacją do nominacji terminu *beltyk jest przede* wszystkim cecha orientacyjna oraz schemat obrazu CONFIGURACJI. Pojęcie [BELTYK] jest częścią szerszej kategorii "jajka" - "białko" znajduje się wokół żółtka w jajku i twardówki wokół tęczówki. Element kolorystyczny również odgrywa pewną rolę, ponieważ zgodnie z hasłem słownikowym: *ochen beltyk* jest: Biała nieprzezroczysta część oka ((BTR 2012)). Ponadto kolor semantyczny jest zintegrowany z Position, ponieważ, podobnie jak żółtko, tęczówka jest również kolorowana na tle twardówki. Angielska koncepcja [SCLERA] ma stosunkowo inną treść koncepcyjną: Wytrzymała, biała, włóknista zewnętrzna powłoka tkanki pokrywającej całą gałkę oczną z wyjątkiem rogówki (http://www.thefreedictionary.com/sclera). Główne możliwości [SCLERA] są związane z materiałem, jak również z kolorem, ("biały"), orientacją ("zewnętrzna", "koperta" i funkcja ("pokrycie...").

7.7. Podsumowanie

Analiza przedstawiona w tej części jest typologiczna. Powodem tego jest fakt, że szczegółowa analiza wszystkich metaforycznie motywowanych terminów przekraczałaby objętość pracy. Przedstawiliśmy jednak kilka przykładów metaforycznie motywowanych monoleksemicznych określeń specyficznych. Metoda analizy jest bezpośrednia, z trzech powodów: a) liczba kalek semantycznych w języku angielskim jest znacznie mniejsza niż w języku bułgarskim; b) większość angielskich odpowiedników terminów bułgarskich analizowanych w tym rozdziale to formy adaptacyjne lub zapożyczenia; c) zdecydowana większość terminów wypisanych w Korpusie ma podobną treść koncepcyjną i parametryczną.

Oczywiście, istnieją również znaczące różnice, zarówno w treści poznawczej, jak i w koncepcjach parametrycznych. To samo odniesienie (rzeczywisty obiekt anatomiczny) ma różne treści koncepcyjne i różne przedstawienia językowe, odpowiednio: *stylba/ramp, pora/bud, tsisterna/reservoir, vlasinka/fringe, kolba/bulbous, dyal/lobe, porta/fissure*. Różnice te wynikają ze sposobu, w jaki terminy weszły do języka anatomicznego, który w dużej mierze zależy od osoby nominującej, a ten ostatni od kontekstu językowego, społecznego i kulturowego. Logiczne jest, że w języku bułgarskim zapożyczone i zaadaptowane formy są mniejsze, ze względów językowych i kulturowych. Z drugiej strony, na angielski system anatomiczny znacznie bardziej bezpośrednio (kulturowo, społecznie i językowo) wpływa łacińska nomenklatura. Bułgarskie terminy, jak zaznaczono we wstępie, powstały głównie w XIX wieku, z wpływami z wielu kierunków - sztuki ludowej, innych kultur (tureckiej, rosyjskiej itp.), nomenklatury łacińskiej. Wersje tłumaczeniowe języka bułgarskiego zostały ustalone w systemie równoległym, którego (jako systematyczności) brakuje w języku angielskim.

Jednak zdecydowana większość metaforycznie umotywowanych monolexemicznych terminów w języku bułgarskim i angielskim ma podobną treść koncepcyjną i parametryczną, co można wytłumaczyć faktem podobnej historii pojęć, bez względu na ich pochodzenie, gdyż jedną z przyczyn może być ścisły nomenklaturowy charakter tych terminów. Jeśli chodzi o rozkład podobieństw / różnic pomiędzy różnymi cechami motywacyjnymi w obu językach, nie stwierdzono tendencji do występowania różnic, na przykład w odniesieniu do konkretnej cechy. Kształt jest jedyną cechą najbardziej wyraźnie przedstawioną jako motywująca w specjalistycznym języku anatomii bułgarskiej i angielskiej.

7.8. Związki metaforyczne

Jak już podkreślano, struktury synaptyczne można rozpatrywać pod względem ich znaczenia jako jednostki zunifikowane, tzn. poszczególne słowa w kombinacji słów synaptycznych, choć ujęte osobno jednostki semantyczne, tworzą coś innego niż tylko kompozycja ich indywidualnego znaczenia - np. *opashen muskul* (en - *coccygeus muscle*) nie jest synapse (istnieje wiele rodzajów mięśni, które tłumaczy się definicją z funkcją lokalizacyjną - mięsień *policzkowy, powierzchowny*), natomiast *mazolesto tyalo /corpus callosum* jest.

Struktura synaptyczna została już przedstawiona jako struktura koncepcji leksykalnej, ale przedstawmy ją jeszcze raz. Na przykład, kombinacja *prashkovidna vruzka* część *prashkovidna vruzkana penisa*, w której *vruzka* jest słowem indeksowym (słowo indeksowe było już reprezentowane w *prystenovidna vryzka na radiusa*):

Wybór leksemów - jednostki symboliczne - *praszka* (typ) + integracja - *wruzka* - fuzja

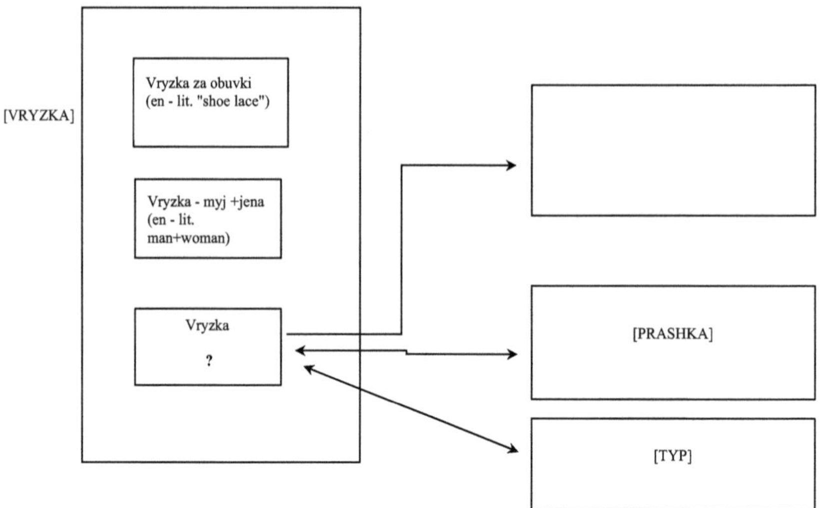

Rysunek 8: Schemat leksykalnej koncepcji terminu *prashkovidna vryzka/wiązadło fundiform*

W poznawczym modelu *prashkovidna vruzka* znajdziemy schematy obrazowe dla "vruzki" i dla "prashki": "typ" jest rzeczownikiem w muszli wypełnionym treścią praszki, a całość jest pojęciem.

Wiele specyficznych terminów rozpatrywanych indywidualnie może być również traktowanych jako synaptyczne - np. *ushna mida/auricula*, która odpowiada trzem głównym kryteriom obecności struktur synaptycznych (Murdarov 1983):

1. Stabilność relacji syntagmatycznej - do *ushna mida nie* można dodać modyfikatora
2. Stabilność relacji semantycznej pomiędzy wyznacznikiem i wyznacznikiem - uchem nie może być zastąpiona innym słowem i równoważnikiem semantycznym.
3. Częstotliwość użytkowania - *ushna mida* jest stałym pojęciem w anatomii

Z drugiej strony, *ushna mida* i inne podobne związki mogą być interpretowane bezpośrednio, ponieważ modyfikator pełni zwyczajową dla nomenklatury anatomicznej funkcję przedstawiania zlokalizowanego związku przez posiadanie: *ushna mida,* (en -lit. "pinna of the ear"), *ochen beltyk* (en -lit. "white of the eye"), podczas gdy w *mazolesto tyalo/corpus callosum* związek jest inny, nie możemy powiedzieć: "tyaloto na mazola".

ROZDZIAŁ 8. WNIOSKI

Na podstawie analizy możemy kategorycznie odrzucić twierdzenie o całkowicie metaforycznym charakterze terminologii anatomicznej. Oczywiście musimy tu zwrócić uwagę na jedną ważną kwestię - lingwiści rozumieją metaforę w inny sposób, co określa zarówno ich aparat teoretyczny, jak i metodologiczny w identyfikacji metaforycznej. W odpowiedzi na ten złożony problem, w niniejszej pracy zastosowano praktyczne rozwiązanie - w centrum problemu umieściliśmy same terminy anatomiczne, rozumiejąc, że są one przede wszystkim jednostkami językowymi i dlatego w procesie nominacji nasza uwaga została skupiona na cechach językowych początkowych słów. Z drugiej strony, specyfika samych pojęć oświetla obraz złożonych, wzajemnie oddziałujących na siebie czynników poznawczych i językowych, co pozwala na ich wyraźniejsze zdefiniowanie. Niezwykle ważne jest, aby pojęcia leżące u podstaw pojęć anatomicznych były stabilne i doświadczalne - w większości przypadków mają konkretne odniesienie fizyczne. W świetle tych rozważań, jednym z głównych zagadnień w badaniu metafor jest to, czy mapowania z określonej dziedziny do określonej dziedziny powinny być uważane za metafory. Kwestia ta jest skomplikowana, gdyż sytuacja tzw. "metafory obrazowej" jest nieokreślona, a analiza z punktu widzenia CMT, przynajmniej w zakresie terminologii anatomicznej, jest niejednoznaczna. Założyliśmy, że każdy przypadek musi być rozpatrywany oddzielnie, a sama analiza dowiodła, że nie można wyciągnąć ogólnego wniosku dla wszystkich przypadków, ponieważ metafora jest czynnikiem dynamicznym, który zależy nie tylko od nazewnictwa, ale także od interpretacji, tzn. wiąże się z użyciem. Dlatego też metafory w anatomii nie mogą być jednoznacznie określone jako "martwe", a zgodnie z przejawami językowymi można ustalić względny stopień "odrodzenia" metafory dla poszczególnych pojęć. Ważnym rozważaniem metodologicznym w analizie metaforycznej było poszukiwanie tzw. metafor językowych, tzn. dla nas najważniejszym czynnikiem była językowa strona metaforyczności. Być może dlatego uważamy, że nie możemy twierdzić, iż metafora (zwłaszcza konceptualna) całkowicie przejawia się w anatomii.

Jeśli chodzi o porównanie terminów bułgarskiego i angielskiego, to na podstawie analizy możemy stwierdzić (w żadnym wypadku nie może to być ostateczny "werdykt"), że specjalistyczny język anatomiczny w anatomii bułgarskiej jest znacznie bogatszy w odniesieniu do przejawów metafor. W tym miejscu powtórzymy tylko, że z powodu wielu czynników kulturowych i językowych, w języku bułgarskim istnieje równoległy system przejrzystych (jako interpretacyjnych) terminów, które mogą być analizowane pod kątem projekcji metaforycznej. Być może ze względu na bardziej widoczny puryzm w bułgarskiej tradycji, nominowani byli naprawdę bardziej kreatywni.

Aby dojść do tych wniosków odnoszących się do samej natury metafory w anatomii i do porównania obu języków, przestudiowaliśmy szereg modeli teoretycznych i odnieśliśmy się do sugestii brytyjskiego lingwisty Vyvyana Evansa i jego Teorii pojęć i wzorów poznawczych Lexical Concepts and Cognitive Patterns z kilku powodów. Po pierwsze, TLCCM zakłada, że aspekt językowy metafory i języka figuratywnego ma pierwszorzędne znaczenie. Oferuje on nowoczesną lingwistyczną i koncepcyjną analizę interfejsu pomiędzy pojęciem a realizacją językową, która okazała się istotna w badaniu terminów anatomicznych wraz z ich specyfiką. Nie mniej ważny był fakt, że teoria ta, w przeciwieństwie do większości innych, nie tylko ze szkoły lingwistyki poznawczej, w bardzo wyważony sposób uwzględnia zarówno koncepcyjne, jak i językowe cechy charakterystyczne pojęć. Jego konstruktywistyczne podejście okazało się właściwe przy badaniu najbardziej rozpowszechnionych jednostek terminologicznych w anatomii - terminów złożonych. Ponadto TLCCM akceptuje idee Teorii Kariery Metaforycznej w odniesieniu do metafory, zarówno jako procesu, jak i produktu - to znaczy termin, który mógł powstać w wyniku projekcji metaforycznej, ale następnie był interpretowany jako specjalistyczne słownictwo, a nie metaforyczne. Tak więc jedyne, co można ustalić w odniesieniu do metaforyczności terminologii, to w jakim stopniu uczestniczy ona w funkcji nominacyjnej i czy może być synchronicznie "przebudzona" lub "ożywiona", tzn. czy może służyć jako czynnik strukturyzujący w kształtowaniu terminów w oparciu o dopasowanie cech semantycznych między źródłem a celem.

Ogólnie rzecz biorąc, badanie korpusu terminów anatomicznych pomogło wyjaśnić szereg sytuacji teoretycznych, podczas gdy w części praktycznej nie odkryto wielkich niespodzianek. Jeśli chodzi o nauczanie, to nauka łacińskich terminów nie jest sama w sobie decydująca dla nauki, ale rozumienie jednoczących znaczeń powłoki wydaje się ułatwiać. Mają one być ukryte w konstrukcji anatomicznej nomenklatury. Jeśli chodzi o terminy anatomiczne, znaleźliśmy szereg argumentów, aby przeanalizować je diachronicznie, głównie ze względu na fakt, że ich prototypem są nazwy łacińskie. Tworząc odpowiedniki w swoich językach, przechodzą one złożone i trudne do przewidzenia reinterpretacje. Te procesy poznawcze obejmują nie tylko aspekty poznawcze, ale także kontekst społeczno-kulturowy w różnych okresach tworzenia terminów.

REFERENCJE

1. **Alexiev 2005**: Alexiev, B. *Kontrastowe aspekty metafory terminologicznej.* Dysertacja doktorska. Sofia: Uniwersytet w Sofii, 2005.
2. **Atyutunowa 1979**: Arutyunova, N.D. *Yazikovaya metafora (składnia i leksyka).* W: Lingvistika i poetika. Moskwa.
3. **Barsalou 1999**: Barsalou, L.W. *Percepcyjne systemy symboli.* Behavioral and Brain Sciences, 22, 577-609.
4. **Barsalou 2011**. L. Barsalou L. Usytuowana konceptualizacja: Teoria i zastosowanie w Y. Coello & M. H. Fischer (Eds.), Podstawy poznania ucieleśnionego. East Sussex, UK: Psychology Press.
5. **Barsalou 2012**. Barsalou, L. W. Ludzki system pojęciowy. W: M. Spivey, K. McRae, & M. F. Joanisse, The Cambridge handbook of psycholinguistics (str. 239- 258). Nowy Jork: Cambridge University Press.
6. **Barcelona 2003**: Barcelona, A. (Ed.). *Metafora i metonimia na skrzyżowaniu.* Berlin: Mouton de Gruyter.
7. **Benitez 2009**. Benitez Faber, P. Poznawcza zmiana terminologii i tłumaczenie specjalistyczne. MonTI. Monografías de Traducción e Interpretación, 1, 107-134.
8. **Czarny 1962**. Czarny, Max. Modele i metafory: Studia językowe i filozoficzne, Ithaca: Cornell University Press.
9. **Czarny 1979**. Czarny, Max. Więcej o Metaforze, w A. Ortony (red.): Metafora i myślenie.
10. **Boyd 1993**: Boyd, R. *Metafora i zmiana teorii: Czym jest "metafora" metafora?* W A. Ortony (Ed.), Metafora i myśl (str. 481-533). Cambridge University Press, Cambridge.
11. **Bowdle, Gentner 2005**: Bowdle, B., & Gentner, D. *Kariera metafory.* Przegląd psychologiczny, 112, 193-216.
12. **Brugman 1990**: Brugman, C. *Jaka jest hipoteza o inwersji?* Lingwistyka poznawcza, 1, 257-66.
13. **Van Rijn-van Tongeren 1997**. Van Rijn-van Tongeren G.W. *Metafory w tekstach medycznych.* Editions Rodopi B. V. , Amsterdam-Atlanta GA, Holandia.
14. **Varela (z Maturaną) 1998**: Varela F. (z H. Maturana). *Drzewo Wiedzy: Biologiczne korzenie ludzkiego zrozumienia.* Boston: Shambhala Press.
15. **Varela, Thompson, & Rosch 1991:** Varela, F., Thompson, E., & Rosch, E. *Wcielony umysł: Nauki kognitywne i ludzkie doświadczenie.* Cambridge, mgr: MIT Press.

16. **Gentner, Bowdle 2001**; Gentner, D., & Bowdle, B. *Convention, form and figurative language processing.* Metafora i symbol, 2001, 16, 223-247.

17. **Gentner, Rattermann 1991**: Gentner, D., Rattermann, M.J. *Language i kariera podobieństwa.* W S.A. Gelman, & J.P. Brynes (Eds.), Podobieństwo i rozumowanie analogowe (str. 199-241). Londyn: Cambridge University Press.

18. **Gentner & Wollf 1997:** Gentner, D., & Wollf, P. Alignment *in the processing of metaphor.* Journal of Memory and Language, 37, 331-355.

19. **Gibbs 1999**: Gibbs, R. *Intencje w doświadczaniu znaczenia.* Nowy Jork: Cambridge University Press

20. **Gibbs 2006**: Gibbs, R. *Embodiment i kognitywistyka.* Nowy Jork: Cambridge University Press.

21. **Gibbs 2008**. Gibbs, R. (Ed.) *Cambridge podręcznik metafory i myśli.* Nowy Jork: Cambridge University Press.

22. **Gibbs 2013**: Gibbs, R. *Why Do Some People Dislike Conceptual Metaphor Theory.* W teorii metafory konceptualnej: Trzydzieści lat później, Ed. R. Fusaroli & Morgagni S... W Journal of Cognitive Semiotics, Vol. V No. 1-2, (str. 14-37)

23. **Glucksberg & Keysar 1990:** Glucksberg, S., & Keysar, B. *Zrozumienie metaforycznych porównań: Poza podobieństwem.* Przegląd psychologiczny, 97, 3-18.

24. **Glucksberg, Brown, & McGlone 1993:** Glucksberg, S., Brown, M. E., & McGlone, M. S. *Metafory* konceptualne *nie są automatycznie dostępne podczas rozumienia idiomu.* Memory and Cognition, 5, 711-719.

25. **Glucksberg & Keysar 1993.** Glucksberg, S., & Keysar, B. Jak *działają metafory.* In A. Ortony (Ed.), Metaphor and Thought (2nd edition), pp. (401-424). Londyn: Oxford University Press.

26. **Glucksberg & McGlone 1999.** Glucksberg, S., & McGlone, M.S. Kiedy *miłość nie jest podróżą: Co oznaczają metafory.* Journal of Pragmatics, 31, 1541-1558.

27. **Glucksberg 2001**. Glucksberg, S. *Zrozumienie języka figuratywnego: Od metafor do idiomów.* Oksford i Nowy Jork: Oxford University Press, 2001.

28. **Goldberg 1995**. Goldberg, A. *Konstrukcje: konstrukcyjne podejście gramatyczne do struktury argumentacji.* Chicago: University of Chicago Press

29. **Goldberg 1998**. Goldberg, A. *Wzorce doświadczenia we wzorach językowych.* W: M. Tomasello(Ed.), The new psychology of language (str. 203-219). Lawrence Erlbaum Publikacje.

30. **Grady 1997a**. Grady, J. *Podstawy znaczenia: podstawowe metafory i podstawowe sceny*. Praca doktorska, Berkeley: Uniwersytet Kalifornijski, 1997.

31. **Grady, Taub, Morgan 1996**. Grady, Joseph, Sarah Taub i Pamela Morgan. Prymitywne i złożone metafory. Struktura pojęciowa, dyskurs i język pod redakcją Adele Goldberg. Stanford, CA: CSLI.

32. **Grady 1997b**. Grady, J. powrócili do *teorii i budynków*. /Cognitive Linguistics, 8(4), 267-290.

33. **Grady 1999**. Grady, J. *Typologia motywacji dla metafory pojęciowej: korelacja a podobieństwo*. W: R. Gibbs, & G. Steen (Eds.), //Metafora w kognitywistyce. Amsterdam/Philadelphia: John Benjamins, 79-100, 1999.

34. **Grady, Oakley & Coulson 1999.** Grady, J., Oakley, T., & Coulson, S. Conceptual *Blending and Metaphor*. W R. Gibbs (Ed.) Metafora w Lingwistyce poznawczej. Amsterdam i Filadelfia: John Benjamins.

35. **Grady & Johnson 2002.** Grady, J., & Johnson, C. *Zbieżne dowody na pojęcia "podsceny" i "sceny głównej"*. W R. Dirven, & R. Pörings (Eds.), Metafora i metonimia w porównaniu i kontraście (str. 533-554). Berlin i Nowy Jork: Mouton de Gruyter.

36. **Dancygier & Sweetser 2014.** Dancygier B, E., Sweetser. *Język figuratywny*. Cambridge University Press, Wielka Brytania.

37. **Jackendoff 1998**. Jackendoff, R. *Dlaczego konceptualny punkt odniesienia? Odpowiedź dla opata*. W Lingwistyce i Filozofii. Vol.21, No.2, 211-219.

38. **Johnson 1987**. Johnson, M. *Ciało w umyśle: Cielesna podstawa znaczenia*. Chicago: Chicago University Press, 1987.

39. **Giora 2003**. Giora, R. *Na naszej głowie: Salutacja, kontekst i język figuratywny*. Nowy Jork: Oxford University Press.

40. **Evans & Green 2006.** Evans, V., & Green, M. Cognitive *linguistics: Wprowadzenie*. Edynburg: Edinburgh University Press, 2006.

41. **Evans 2009**. Evans, V. Semantyczna reprezentacja w LCCM Theory. W nowych kierunkach w lingwistyce kognitywnej,. Opublikowane przez Johna Benjamina.

42. **Evans 2010 a**. Evans, V. Figuratywne rozumienie języka w teorii LCCM. Lingwistyka poznawcza 21-4: 601-662.

43. **Evans 2010b**. Evans V. Language, Cognition and Space: *Stan techniki i nowe kierunki* w: Wilson, Deirdre and Carston, Robyn (2007) "Metaphor and the 'Emergent Property' Problem: A Relevance-Theoretic Approach", Baltic International Yearbook of Cognition, Logic and Communication: Vol. 3.

44. **Evans 2015 a**. Evans, V. Co to za pomysł? Analogowe kontra parametryczne koncepcje w teorii LCCM. Opublikowano w 2015 roku. Umysł koncepcyjny: New Directions in the Study of Concepts, s. 251-290. Ed. przez Erica Margolisa i Stephena Laurence'a. MIT Press.

45. **Cabré Castellvi 1995.** Cabré Castellvi M.T. *o różnorodności i terminologii*. Terminologia. Vol. 2 (1), 1-16.

46. **Cabré Castellvi 1999**. Cabré Castellvi M.T.. *Terminologia. Teoria, metody i zastosowania*. Amsterdam/Philadelphia: John Benjamins Publishing Co.

47. **Cabré Castellvi 2000**. Cabré Castellvi M.T. *Elements dla teorii terminologii*. Terminologia. Vol. 6 (1), 35-57.

48. **Cabré Castellvi 2003**. Cabré Castellvi M.T.. *Teorie terminologiczne*. Terminologia. Vol. 9 (2), 163-199.

49. **Kageura 1998/1999**. Kageura, K. *Teorie "z" terminologii. Poszukiwanie ram dla studiów nad formacją semestralną*. Terminologia. 5(1), 21-40.

50. **Kageura 2002**. Kageura K. *Dynamika terminologii*. John Benjamins Publishing Company. Amsterdam, Filadelfia.

51. **Katz & Postal 1963.** Katz J. i Postal, P., *An Integrated Theory of Linguistic Descriptions*, Cambridge, Mass.: M. I. T. Press, 1964.

52. **Katz 1966**. Katz, J. *The Philosophy of Language*, Nowy Jork.

53. **Obóz 2006**. Obóz. E. *Metafora w umyśle. Poznanie metafory*. Kompas filozoficzny 1/2: Blackwell Publishing. Pp 154-170.

54. **Keysar & Glucksberg 1992.** Keysar, B., & Glucksberg, S. Metafora *i komunikacja*. Poetyka dzisiaj, 13, 633-658.

55. **Keysar i in. 2000**. Keysar i inni. *Język konwencjonalny: Jak bardzo jest to metaforyczne?* Journal of Memory and Language, 43, 576-593.

56. **Kimmel 2002**. Kimmel, M. *Metafora, obraz i kultura. Ontologie Przestrzenne, Narzędzia mentalne i Multimedia w tworzeniu*. Doktorat, Wydział Filozoficzny, Uniwersytet Wiedeński.

57. **Clausner & Croft** 1999. Clausner T.C. i. Croft W. *Domeny i schematy obrazowe*. Lingwistyka poznawcza 10-1 (1999), 1-31 Walter de Gruyter

58. **Croft 1993**. Croft, W. *Rola domen w interpretacji metafor i metonimii*. Lingwistyka poznawcza, 4, 335-70.

59. **Croft & Cruse 2004.** Croft, W. & Cruse, D.A. Cognitive *Linguistics*. Cambridge University Press, Cambridge

60. **Cruse 2002**. Cruse, D. Alan *Aspekty mikrostruktury znaczeń słów*, w Y. Ravin i C. Leacock (red.), Polisemy: Podejście teoretyczne i obliczeniowe. Oksford: Oxford University Press, s. 30-51.

61. **Coulson 1996**. Coulson, S. *The Menendez Brothers Virus: Mapowanie analogowe w przestrzeniach mieszanych*. W Adele Goldberg (Ed.) Struktura pojęciowa, dyskurs i język. Palo Alto, CA: CSLI, s. 67-81.

62. **Coulson 2001**. Coulson, S. *Semantic Leaps: Przesuwanie ram i mieszanie pojęciowe w konstrukcji znaczeniowej*. Nowy Jork i Cambridge: Cambridge University Press

63. **Kantcheva 2009**. Kantcheva , P. *Bylgarskata anatomichna terminologiya dnes* PH ARSO, Sofia.

64. **Kövecses 1995**. Kövecses, Z. *Amerykańska przyjaźń i zakres metafory*. Lingwistyka poznawcza, 6, 315-346.

65. **Kövecses 2002**. Kövecses, Z. *Metafora: Praktyczne wprowadzenie*. Nowy Jork i Oksford: Oxford University Press.

66. **Kövecses 2005**. Kövecses, Z. *Metafora w kulturze: Uniwersalność i zmienność*. Nowy Jork: Cambridge University Press.

67. **Kövecses 2006**. Kövecses, Z. *Język, umysł i kultura: Praktyczne wprowadzenie*. Oksford: Oxford University Press.

68. **Kövecses 2010**. Kövecses, Z. Metafora: A Praktyczne wprowadzenie. Edycja druga. Opublikowane przez Oxford University Press, Inc.

69. **Langacker 1987**. Langacker, R.W. *Fundamenty Gramatyki Poznawczej*. Vol. 1. Stanford University Press. Kalifornia.

70. **Langacker 1987**. Langacker, R.W. *Fundamenty Gramatyki Poznawczej*. Vol. 2. Stanford University Press. Kalifornia.

71. **Langacker 1993**. Langacker, R.W. *Universals of Construal*. Na Proc. 19. dorocznym spotkaniu Towarzystwa Lingwistycznego w Berkeley. 12-15 lutego 1993. Berkeley. 447-463.

72. **Langacker 2008**. Langacker, R.W. *Cognitive Grammar: A Basic Introduction*. Nowy Jork: Oxford University Press.

73. **Levinson 1997**. Levinson St. Mając na *uwadze język: związek pomiędzy reprezentacją językową i koncepcyjną*. In Bloom et al eds 109-169 MIT Press

74. Lakoff & Johnson 1980. Lakoff, G., & Johnson, M. Metafory, *którymi żyjemy*. Chicago: **Uniwersytet w Chicago.**

75. **Lakoff 1987.** Lakoff, G. *Ogień, kobiety i niebezpieczne rzeczy*. Chicago: Uniwersytet w Chicago.

76. **Lakoff 1993**. Lakoff, G. *Współczesna teoria metafory*. W A. Ortony, Metafora i myśl, 202-251. Cambridge: Cambridge University Press.

77. **Lakoff & Johnson 1999:** Lakoff, G., & Johnson, M. Philosophy *in the body: The embodied mind and its challenge to Western thought.* Nowy Jork: Podstawowe książki.

78. **МакКлоски 1964**. MacCloskey, M.A. *Metafory. Umysł*, 73, 215-233.

79. **Maturana & Varela 1980.** Maturana, H R., Varela, F. J. *Autopoezja i Poznawanie. Urzeczywistnienie Życia.* Dordrecht: Reidel, *s. 13...*

80. **Murdarov 1983**. Murdarov, Vl... *Syvremeni slovoobrazovatelni protsesi* PH- BAS Sofia.

81. **Murphy 1996**. Murphy, G. *Na przedstawieniu metaforycznym*, Poznanie, 60, 173-204.

82. **Murphy & Medin** 1999**.** Murphy, G. L., & Medin, D. L. The *role of theories in conceptual coherence [Przedruk* artykułu z 1985 r.]. W E. Margolis & S. Laurence (Eds.), Concepts: Odczyty rdzenia (str. 425-458). Cambridge, mgr: MIT Press.

83. **Muller 2008**. C. Muller. *Metafory martwe i żywe, śpiące i budzące się*. University of Chicago Press.

84. **Nikolova 2003**. Nikolova, N. *Bylgarska anatomichna terminologiya prez Vyzrajdaneto (1824-1878)*. PH "Antos", Shumen.

85. **Orthony 1979**. Orthony, A. (red.).1979. *Metafora i Myśl.* Cambridge: CUP

86. **Pasi 1995**. Pasi jest. *Metafory*. PH "Trud", Sofia.

87. **Pacheva-Karabova 2005**. Pacheva-Karabova, Sv. *Metaforichniya ezik na syvremennata bylgarska akademichna meditsina* doktorat, Plovdiv: Uniwersytet Medyczny - Plovdiv.

88. **Pencheva 1998.** Pencheva M... *Chovekyt w ezika. Ezikyt v choveka.* Kliment Ohridski, Sofia.

89. **Pencheva 2011**. Пенчева, М. *Когнитивна лингвистика. Речник на понятията и термините*. Университетско издателство "Св. Климент Охридски", София 2011

90. **Pernishka 1993**. Pernishka E. *Za sistemrichnostta v leksikalnata mnogoznachnost na sushtestvitelnite imena.* PH - BAS, Sofia.

91. **Picht 2009**. Picht H. *Wprowadzenie do Teorii Terminologii. Modele.* http://www.termnet.org/downloads/english/events/tss2009/TSS2009_HP-IntroductiontoTerminologyTheory.pdf

92. **Popova 1990**. Popova M. *Tipologiya na terminologichnata nominatsiya*. PH - BAS, Sofia.

93. **Popova 2012**. Popova M. *Teoriya na terminologiyata*. Profesor M.Drinov Sofia.

94. **Grupa Pragglejaz 2007**. Grupa Pragglejaz MIP: *Metoda identyfikacji słów używanych metaforycznie w dyskursie*. Metafora i symbol, 22(1), 1-39.

95. **Pustejovsky 1995**. Pustejovsky, J. *The Generative Lexicon*, MIT Press, Cambridge, MA

96. **Radden 2002**. Radden, G. *Jak metafory są metonimiczne*? W R. Dirven, & R. Pörings (Eds.), Metafora i metonimia w porównaniu i kontraście (str. 407-435). Berlin i Nowy Jork: Mouton de Gruyter.

97. **Radden & Dirven 2007.** Radden, G., R. Dirven. Gramatyka *kognitywna angielska*. Amsterdam/ Filadelfia: John Benjamins Publishing Company, 2007.

98. **Wray 2002**. Wray A. *Język formuły i Leksykon*. Cambridge University Press

99. **Wray & Grace 2007.** Wray A., C. Grace. *Konsekwencje rozmowy z obcymi: Ewolucyjne następstwa socjokulturowych wpływów na formę językową*. Lingua 117, 543-578.

100. **Ritchie 2013**. Ritchie L. D. *Metafora*. Cambridge University Press.

101. **Rosch 1978**. Rosch, E. *Poznawanie i kategoryzacja*. Hillsdale, New Jersey: Lawrence Erlbaum.

102. **Salager-Meyer 1990**. Salager-Meyer, F. *Metafory w medycznej prozie angielskiej: Badanie porównawcze z francuskim i hiszpańskim*. English for Specific Purposes, 9(2), 145-159.

103. **Sager 1990**. Sager, J.C. *Praktyczny kurs przetwarzania terminologii*. Amsterdam/Philadelphia: John Benjamins Publishing Co.

104. **Sperber & Wilson 1986.** Sperber, D., & Wilson, D. Relevance*: Komunikacja i poznawanie*. Oksford: Blackwell.

105. **Sperber & Wilson 2004.** Sperber, D., & Wilson, D. Relevance *Theory*. W G. Ward, & L. Horn (Eds.), Handbook of Pragmatics (str. 607-632). Oksford: Blackwell.

106. **Sperber & Wilson 2008.** Sperber, D., & D. Wilson. *Deflacyjny zapis metafor*. W R. W. Gibbs (Ed.), Cambridge Handbook of Metaphor and Thought. (str. 84-108). Nowy Jork: Uniwersytet Cambridge PressСтанева 2001. Станева, Хр. *Стилистика на българския книжовен език*. Абагар.

107. **Steen 1994**. Steen, G.J. *Zrozumienie metafory w literaturze: Podejście empiryczne*. Londyn: Longman.

108. **Steen 2007**. Steen, G. *Znalezienie metafory w gramatyce i użyciu*. Amsterdam i Filadelfia: John Benjamins.

109. **Steen 2008**. Steen, G.J. *Paradoks metafory: Po co nam trójwymiarowy model dla metafory*. Metafora i symbol, 23 (4), 213-241.

110. **Steen 2010**. Steen, G. J. *Kiedy metafora jest zamierzona?* W N.-L. Johannesson, C. Alm-Arvius & D. C. Minugh (Eds.), Selected Papers from the Stockholm 2008 Metaphor Festival Stockholm: Acta Universitatis Stockholmiensis.

111.**Steen 2011a**. Steen, G.J. *Co to znaczy "naprawdę celowy"? Więcej myśli o metaforze i świadomości.* Metafora i świat społeczny 1 (1), 53-56

112.**Steen 2011b.** Steen, G.J. *Język zarządzania wiedzą: Lingwistyczne podejście do analizy metafor*. Badania systemów i nauki behawioralne 28 (2), 181-188.30.

113.**Steen 2011c**. Steen, G.J. *Współczesna teoria metafory - teraz nowa i ulepszona*. Przegląd Lingwistyki Poznawczej 9 (1), 26-64.

114.**Steen 2013**: Steen, G.J. *Deliberate Metaphor Affords Conscious Metaphorical Cognition*. Teoria metafory pojęciowej: Trzydzieści lat później, Ed. R. Fusaroli & Morgagni S... W Journal of Cognitive Semiotics, Vol. V No. 1-2, (str. 179-198)

115.**Steen 2014**. Steen, G.J. *Researching And Applying Metaphor*. Opublikowano w Internecie: 24 marca 2014 r. DOI: 10.1075/ttwia.83.09ste

116.**Sweetser 1990**. Sweetser, E. *Od etymologii po pragmatykę: Metaforyczne i kulturowe aspekty struktury semantycznej*. Cambridge: Cambridge University Press.

117.**Sweetser 1999**. Sweetser. E. *Kompozycyjność i łączenie: kompozycja semantyczna w poznawczo realistycznych ramach.* W Lingwistyce Poznawczej: Podstawy, zakres i metodologia, eds. Gisela Redeker i Theo Janssen. Berlin: Mouton de Gruyter. str. 129-162.

118.**Tabakowska 1995b**. Tabakowska, E. *Polskie tłumaczenie angielskich terminów technicznych: Metafora w języku informatyki.* W R. Dirven, & J. Vanparys (Eds.), Current approaches to the lexicon (str. 211-24). Frankfurt am Mein: Peter Lang

119.**Tyler & Evans 2003.** Tyler A. i Evans V. *Semantyka angielskich układów wstępnych. Sceny przestrzenne, Wcielone znaczenie i poznanie.* Cambridge University Press

120.**Talmy 2000a**. Talmy, L. *W stronę semantyki poznawczej*. Tom I: Koncepcyjny system strukturyzacji. MIT Press. Cambridge, Mass.

121.**Talmy 2000b**. Talmy, L. *W stronę semantyki poznawczej*. Tom II: Typologia i proces w strukturze pojęciowej. MITPress. Cambridge, Mass.

122.**Temmmerman 1997**. Temmerman, R. *Kwestionujący ideał unizmu. Różnica między terminologią społeczno-poznawczą a tradycyjną*. Journal of Linguistics. Nr 18.

123.**Temmmerman 2000**. Temmerman, R. *Towards New Ways of Terminology Description. Podejście społeczno-poznawcze.* Amsterdam/Philadelphia: John Benjamins

124.**Temmmerman 2002**. Temmerman, R. *Metaforyczne modele i podejście tłumacza do tekstów naukowych.* W Linguistica Antverpiensia. Nowa seria 1 - Lingwistyka i studia tłumaczeniowe. Badania nad tłumaczeniami i lingwistyką. Leona Van Vaerenbergh (red.), 211-226

125. **Tomasello 2003.** Tomasello, M. *Constructing a Language: Teoria Pozyskiwania Języka oparta na Użyciu.* Harvard University Press.

126. **Tomasello 2008.** Tomasello, M. *Origins of Human Communication.* MIT Press.

127. **Traugott & Dasher 2002.** E. C. Traugott, R. B. Dasher. *Regularność w zmianach semantycznych,* Cambridge University Press

128. **Turmezei 2012. Turmezei T. D.** *Korzenie lingwistyczne współczesnego języka angielskiego*

Terminologia anatomiczna. Clinical Anatomy 25:1015-1022, Wiley Periodicals, Inc.

129. **Ungerer & Schmidt 1996.** Ungerer, F., & Schmid, H.J. *Wprowadzenie do Lingwistyki Poznawczej.* Londyn: Longman.

130. **Wolff & Gentner 2000:** Wolff, P., & Gentner, D. Evidence *for role-neutral initial processing of metaphors.* Journal of Experimental Psychology: Uczenie się, pamięć i poznawanie, 26(2), 1-13.

131. **Tognini-Bonelli 2001**. Tognini-Bonelli, E. *Corpus linguistics at work.* Amsterdam: John Benjamins.

132. **Urena 2011**. J. M, Urena Gomez-Moreno. *Metafory w języku specjalistycznym: Angielsko-hiszpańskie studium porównawcze z zakresu biologii morza.* Praca doktorska. Granada, Hiszpania. http://granada.academia.edu/httplexiconugresurena/Papers/835759/

133. **Faber & Marquez 2004.** Faber, P., & Márquez Linares, C. *Rola obrazowania w specjalistycznej komunikacji.* W: B. Lewandowska-Tomaszczyk, & A. Kwiatkowska (Eds.), Imagery in language. Festschrift in Honor of Professor Ronald W. Langacker, (585- 602). Frankfurt: Peter Lang.

134. **Fillmore 1976**. Fillmore, C. *Frame semantyka i natura języka.* W "Annals of the New York Academy of Sciences": Konferencja na temat pochodzenia i rozwoju języka i mowy, 280, 20-32.

135. **Fillmore 1977**. Fillmore, C. *Potrzeba ramowej semantyki w lingwistyce.* W H. Karlgren (red.), Metody statystyczne w lingwistyce (s. 5-29). Scriptor.

136. **Fillmore 1985**. Fillmore, C. *Ramki i semantyka zrozumienia.* Quaderni di Semantica, 6(2), 222-254.

137. **Fillmore i inni 1988**. Fillmore C, et al. *Regularność i idiomatyczność w konstrukcjach gramatycznych: nie mówiąc już o przypadku.* Język 64: 501-38

138. **Fauconnier 1994**. Fauconnier, G. *Przestrzenie psychiczne.* Nowy Jork: Cambridge University Press, 1994.

139. **Fauconnier & Turner 1996.** Fauconnier, G., & Turner, M. Blending *jako centralny proces gramatyczny.* W: A. Goldberg (red.), Struktura pojęciowa, dyskurs i język (s. 113-130). Stanford: Center for the Study of Language and Information [dystrybucja: Cambridge University Press].

140. **Fauconnier 1997**. Fauconnier, G. *Mappings w myśli i języku.* Cambridge: Cambridge University Press, 1997.

141. **Fauconnier & Turner 1998a.** Fauconnier, G., & Turner, M. Koncepcyjne *sieci integracyjne.* Cognitive Science, 22(2), 133-187.

142. **Fauconnier & Turner 1999.** Fauconnier, G., & Turner, M. Metonimia *i koncepcyjna integracja.* W K-U. Panther, & G. Radden, Metonimia w języku i myśli (str. 77-90). Amsterdam: John Benjamins. [Tom z serii Human Cognitive Processing].

143. **Fauconnier & Turner 2002:** Fauconnier, G., & Turner, M. *Tak jak my myślimy: Koncepcyjne mieszanie i ukryte zawiłości umysłu.* Nowy Jork: Książki podstawowe, 2002.

144. **Херертс 1989**: Geeraerts, D. *Wprowadzenie: Perspektywy i problemy w Teorii Prototypu.*Lingwistyka, 27, 587-612.

145. **Geeraerts 1995**: Geeraerts, D. *Cognitive linguistics.* W: J. Verschueren, J.O. Ostman, & J. Blommaert (Eds.), Handbook of pragmatics. Amsterdam: John Benjamins.

146. **Geeraerts 1997**: Geeraerts, D. *Diachronic prototyp teorii: Wkład w leksykologię historyczną.* Oksford: Clarendon Press.

147. **Hopper & Traugott 2003.** Hopper, P. J. i Traugott, E. C. *Gramatyzacja,* Podręczniki Lingwistyki Cambridge. Cambridge University Press, 2003.

148. **Goossens 1990**. Goossens, Louis. *Metaptonimia: interakcja metafory i metonimii w wyrażeniach dla działania językowego,* Lingwistyka poznawcza, 1, 3, 323-40.

149. **Goossens 2003**. Goossens, Louis. *Metafotonika: interakcja metafory i metonimii w wyrażeniach dla działań językowych.* W: DIRVEN, R. & PÖRINGS, R. (red.) Metafora i metonimia w porównaniu i kontraście. Berlin: Walter de Gruyter.

150. **Čitkina 1988**. Čitkina F.A. *Terminologia i tłumaczenie: W kierunku podstaw porównania terminologii.* Mińskie liceum.

151. **Schmid 2000.** Schmid, Hans-Jörg. *Angielskie rzeczowniki abstrakcyjne jako pojęciowe powłoki: Od Korpusu do Poznania.* Berlin: Mouton de Gruyter

152. **Schmid (w prasie)**. Schmid, Hans-Jörg, Ed... *Wprowadzanie i psychologia nauki języków obcych: jak reorganizujemy i dostosowujemy wiedzę językową.* Boston: APA i Walter de Gruyter.

Słowniki, używane w badaniach:

1. BTR - Bylgarski tylkoven rechnik - Słownik Bułgarski, Radeva PH "Iztok, Zapad", Sofia.
2. The Free Dictionary by Farlex: http://www.thefreedictionary.com
3. Słownik Etymologiczny online: http://www.etymonline.com
4. Słowniki Oxfordzkie online: http://oxforddictionaries.com/

DODATEK 1

KORPUS TERMINÓW ANATOMICZNYCH

1. ANGIOLOGIA

BUŁGARIAN

1. Акромиален клон
2. Аортна дъга
3. Артериален кръг
4. Артерия на лабиринта
5. Артерия на ангуларната гънка
6. Артерия на склона на черепната основа
7. Атласова част
8. Базилична вена. Царска вена
9. Брадичков клон
10. Булни клонове
11. Вени на лабиринта
12. Вена на латералния улей на четвъртото мозъчно стомахче
13. Вена на охлювното каналче
14. Вена на ункуса (куката)
15. Влагалищни клонове
16. Водовъртеж на сърцето
17. Възел на дъгата на нечифтната вена
18. Външна срамна артерия
19. Външна сънна артерия
20. Външна яремна вена
21. Герминативен център
22. Голяма вена на мозъка. Вена на Гален
23. Гроздовидно сплетение
24. Гръден проток. Торакален проток
25. Десен маргинален клон
26. Докомуниканта част
27. Долна опорачна вена
28. Дорзален клон на мазолестото тяло
29. Дълбока дланна дъга

ENGLISH

1. Gałąź akromialna
2. Łuk aorty
3. Koło Willisa
4. tętnica labiryntowa
5. Tętnica kątowa
6. Ramus clivi arteria
7. Część atlantycka
8. żyła bazylijska
9. Gałąź mentalna
10. Gałęzie mleczarskie
11. żyła labiryntowa
12. Żyła bocznego zagłębienia czwartej komory serca
13. Żyła akweduktu ślimakowego
14. Żyła uncus
15. Gałązki pochwy
16. Vortex serca
17. Węzeł chłonny łuku żyły azygońskiej
18. Głęboka zewnętrzna tętnica puddałowa
19. Tętnica szyjna zewnętrzna
20. Zewnętrzna żyła szyjna
21. Centrum kiełkowe
22. Wielka żyła mózgowa; żyła z Galen
23. splot pampinfiormacyjny
24. Kanał piersiowy
25. Prawobrzeżna gałąź
26. Część przedkomunikująca
27. Żyła krezki dolnej
28. Gałąź grzbietowa do ciałka modzelowatego
29. Głęboki łuk palmara

LATIN

1. Ramus acromialis
2. Arcus aortae
3. Tętnica okrężna (Circulus arteriosus)
4. A. labirynthi
5. A.gyri angularis
6. Ramzes clivi
7. Pars atlantica (atlantyda)
8. V. Bazylika
9. Ramus mentalis
10. Rami omentale
11. Vv. Labyrinthi
12. V. recessus lateralis ventriculi quarti
13. V. aqueductus cochleae
14. V. unci
15. Ramie pochwy
16. Przewód wirowy
17. Nodus arcus venae azygos
18. Arteria pudendae externae
19. Arteria carotis externa
20. Żyła szyjna macicy (Vena jugularis externa)
21. Centrum germinale
22. V. magna cerebri
23. Plexus pampiniformis
24. Przewód piersiowy (Ductus thoracicus)
25. Ramus marginalis dexter

30. Емисарна вена
31. Езичков клон
32. Езична артерия
33. Задна киткова мрежа
34. Заден клон на лявата камера
35. Изхранваща артерия
36. Камера (стомахче) на сърцето
37. Канална (шийна) част
38. Кант на овалната яма
39. Капсулирана артериола
40. Клапа
41. Клапен синус. Клапно джобче
42. Клонове на бадемовидното тяло
43. Клонове на предното надупчено поле
44. Клон на тригеминалния ганглий
45. Клонове на хипоталамичните ядра
46. Клонове на черната (нигралната) субстанция
47. Клон на шпората бразда
48. Комисурни платна
49. Крайна (корова) част
50. Кръвоносни съдове
51. Кръстовищен (хиазмален) клон
52. Латерални мамарни (на млечната жлеза) клонове
53. Лимфно сплетение
54. Луковица на аортата
55. Лъчева (радиална) артерия
56. Лява предсърднокамерна клапа. Двуплатнена (митрална) клапа

30. Żyła wulkaniczna
31. Gałąź okładzinowa
32. Tętnica językowa
33. Łuk nadgarstkowy grzbietowy; łuk nadgarstkowy grzbietowy, łuk nadgarstkowy tylny)
34. Gałąź tylna lewej komory serca
35. Tętnica żywieniowa; sztuka rdzeniowa.
36. Komory serca
37. Poprzeczna część szyjki macicy
38. Końcówka dołu owalnego; granica dołu owalnego, unieważnienie...
39. Tętnica elipsoidalna
40. Zawór
41. Zawór zatoki wieńcowej, zastawka Tesjuńska
42. Gałęzie do ciała migdałowatego
43. Substancja perforowana z tyłu
44. Gałąź zwoju trygemalnego
45. Odgałęzienia do jąder podwzgórzowych
46. Odgałęzienia do substantia nigra
47. Gałąź kalkarynowa (tętnicy potylicznej przyśrodkowej)
48. Klucze komisarskie
49. Część terminalowa
50. Naczynia krwionośne
51. Gałąź chiasmatyczna
52. Boczne gałęzie sutków
53. splot limfatyczny
54. żarówka aortalna
55. Tętnica promieniowa
56. Zawór mitralny

26. Pars precommunicalis
27. V. mesenterica inferior
28. Ramus corporis callosi dorsalis
29. Arcus palmaris profundus
30. Emisja z żyły głównej
31. Ramus lingularis
32. Arteria lingualis
33. Rete carpale dorsal
34. Ramus posterior ventriculi sinistri
35. Arteria nutricia
36. Ventriculus cordis
37. Pars transversaria (cervicalis)
38. Limbus fossae ovalis
39. Arteriola ellipsoidea (vaginata)
40. Valva
41. Zastawki zatokowe
42. Rami corporis amygdaloidei
43. Rami substantiae perforatae anterioris
44. Ramus ganglionis trigemini
45. Rami nucleorum hypothalamicorum
46. Rami substantiae nigrae
47. Ramus calcarinus
48. Cuspides commissuralis
49. Pars terminalis (Pars corticalis)
50. Waza sanguinea
51. Ramus chiasmaticus
52. Ramie mammarii boczne
53. Plexus lymphaticus
54. Bulbus aortae

57. Медиален кожен кожен клон
58. Междуглавичкови вени (на ходилото)
59. Метловидна артерия
60. Брахиоцефална вена
61. Мостови артериии
62. Нагъната артерия
63. Надлъжномускулно валче. Интимална възглавничка
64. Непрекъсната базална мембрана
65. Непроходима (облитерирала) част
66. Обща сънна артерия
67. Овална яма
68. Околосъдово нервно сплетение
69. Опашно телце (кльбце)
70. Основа на сърцето
71. Островни артериии
72. Островни вени
73. Паракортекс. Тимус-зависима зона. Корово плато
74. Пещерист синуст синус
75. Плътна (тъмна) пластинка
76. Повърхностна огънатa вена на хълбока
77. Полунечифтна вена
78. Преден възходящ клон
79. Предна вена на прозрачната преграда
80. Предно платно
81. Предсърдечно-камерна преграда
82. Предсърдно ухо. Аурикула

57. Gałąź medyczna skóry
58. Żyły międzykręgowe (stopa i ręka)
59. Tętnica penicylarna
60. Nominować tętnicę. żyła pajęczakowo-krzyżowa
61. Tętnice pontonowe; tętnice stawów
62. Tętnica zwinięta
63. Muskularny talerz wzdłużny (warstwa)
64. Ciągła membrana w piwnicy
65. Część okluzyjna (zacierająca się)
66. Tętnica szyjna wspólna
67. Owalny kształt; owalna depresja
68. Złącze nerwu okołonaczyniowego
69. Kokcyk
70. Podstawa serca
71. Tętnica wyspowa
72. Żyłaczki wyspiarskie
73. Paracortex (obszar zależny od grasicy)
74. zatoka jamista
75. Lamina densa (gęstość elektronów)
76. Powierzchowna żyła biodrowa okalająca żyłę biodrową
77. żyła hemiazygońska
78. Wznosząca się gałąź przednia
79. Żyła tylna przegrody pellucidum
80. Uchwyty zastawek serca
81. Przegroda przedsionkowo-komorowa

55. Arteria radialis
56. Valva atrioventricularis sinistra (valva mitralis)
57. Ramus cutaneous medialis
58. Vv. Intercapitulares
59. Arteriola penicillaris
60. V. Brachiocephalica
61. Aa. Pontis
62. Arteria zagmatwana
63. Vallum musculare longitudinal
64. Membrana basalis continua
65. Pars okluzyjny
66. Arteria carotis communis
67. Fossa ovalis
68. Plexus nervorum perivascularis
69. Glomus coccygeum
70. Podstawowy kordis
71. Aa. Insularis
72. Vv. Insularis
73. Paracortex
74. Sinus cavernosus
75. Lamina densa (basalis)
76. V. circumflexa superficialis ilium
77. V. hemiazygos
78. Ramus ascendens przedni cerebri
79. V. anterior septi pellucidi
80. Cuspis przedni
81. Septum atrioventriculare
82. Auricular atrialis

83. Прекъсната базална мембрана
84. Придружаваща вена
85. Пристенен лист
86. Проводна система на сърцето
87. Проходима част
88. Първа задна междуребрена артерия
89. Ръбов клон на малкомозъчната палатка
90. Радиална възвратна артерия
91. Сафенен клон
92. Светла пластинка
93. Свързващ клон
94. Сигмоидни вени
95. Синуснопреддверен (Синуатриален) възел. Възел на Кейт и Фляк
96. Следкомуникантна част
97. Слезково повлекло
98. Стомашни клонове
99. Сухожилни струни
100. Сурални (прасцови) артерии
101. Съдове на съдовете. Собствени съдове на съдовата стена
102. Съдово сплетение
103. Таламусни клонове
104. Тубарен (на маточната тръба) клон
105. Тимусно телце. Хасалево телце
106. Тъпанчеви вени
107. Хилусна цистерна
108. Хороидна клонове на страничното мозъчно стомахче
109. Хранопроводни клонове
110. Циркулярно ретикуларно влакно влакно
111. Цистерна
112. Червен костен мозък

82. małżowina przedsionkowa
83. Nieciągła membrana w piwnicy
84. Żyła towarzysząca
85. Warstwa ciemieniowa
86. Układ przewodzący serce
87. Część patentowa
88. Pierwsza tylna tętnica międzyżebrowa
89. Namiotowa gałąź marginalna
90. Tętnica promieniowa nawracająca
91. Gałąź odpiszczelowa
92. Lamina lucida (lucent elektronowy)
93. Gałąź komunikacyjna
94. Żyła sygmoidalna
95. Węzeł Sinoatrialny
96. Część pokomunikcyjna
97. Sznury śledzionowe
98. Gałęzie żołądka
99. Tandetne akordy; smyczki sercowe
100. Tętnice słuchowe
101. Statek rybacki
102. splot naczyniowy
103. Gałęzie do wzgórza
104. Gałąź rurkowa
105. Korpusy grasicy (ciała); Korpusy Hassalla
106. Tympaniczne żyły
107. cysterna Chyle
108. Gałęzie choroidalne do komory bocznej
109. Gałęzie przełyku (piersiowej części aorty)
110. Włókno siatkowe, retykulina
111. Zbiornik

83. Membrana basalis noncontinua
84. Komitani Vena
85. Lamina parietalis
86. Systema conducens cordis
87. Patynki parsowe
88. A.intercostalis posterior prima
89. Ramus marginalis tentoria
90. A. powtarza się radialis
91. Ramus saphenus
92. Lamina lucida
93. Komunikatory Ramus
94. Vv. sigmoideae
95. Nodus sinoatrialis
96. Pars postcommunicalis
97. Chorda splenica
98. Ramzoni gastrici
99. Cordae tendineae
100. Aa. Surales
101. Vasa vasorum
102. Plexus vasculosus
103. Ramzes talamici
104. Ramus tubarius (tubalis)
105. grasica kory nadgarstka
106. Vv. Tympanicae
107. Cysterna chyli
108. Rami choroidei ventriculi lateralis
109. Ramijskie przełykowce
110. Fibra reticularis annularis
111. Cysterna
112. Medulla ossium rubra

113. Устие на венечния синус
114. Щитовидношиен ствол
115. Ъглова артерия

112. Czerwony szpik kostny
113. Otwarcie (kryza) zatoki wieńcowej
114. tułów szyjny
115. Tętnica kątowa

113. Ostium sinus coronarii
114. Truncus thyrocervicalis
115. A. angularis

2. ARTHROLOGIA

BUŁGARIAN

1. Акромиоклавикуларна връзка
2. Атлантоокципитална става
3. Ацетабулна устна
4. Вколчване. Гомфоза
5. Влакнестохрущялна плочка на симфизата
6. Горна скочна става
7. Дорзална радиокарпална(лъчево-киткова) връзка
8. Затулваща мембрана
9. Зъбчеста връзка
10. Инфрапателарна синовиална гънка
11. Капсулни връзки
12. Квадратна връзка
13. Колатерални връзки
14. Коловратна става. Цилиндрична става
15. Конична връзка
16. Коса връзка
17. Кръстосана връзка на атласа
18. Кръстосани връзки на коляното
19. Кръстцовоопашно съчленение
20. Лонно съчленение. Симфиза
21. Лъчиста връзка на китката
22. Лъчиста връзка на ребрената глава
23. Люспест шев

ENGLISH

1. Staw akromiczno-obojczykowy
2. Więzadło przednie atlantycko-potyliczne
3. Acetabularny labrum
4. Gomfoza
5. Płyta międzypubikalna
6. Szybownica. Łączenie zaprawowe
7. Wiązadło nadgarstkowo-śródręczne grzbietowe (więzadło tylne)
8. Membrana Obturatora
9. Więzadło zębinowe
10. śliniak podczerwieni
11. Więzadła kapsułkowe
12. Kwadratowe więzadło
13. Wiązadła boczne
14. Przegub obrotowy
15. Więzadło stożkowe
16. Nieczytelny sznur
17. Więzadło krzyżowe atlasu
18. Więzadło krzyżowe rzepakowe
19. Wyartykułowanie kości śródręcza
20. Symfiza publikacyjna

LATIN

1. Ligamentum acromio claviculare
2. Articulatio atlantooccipitalis
3. Acetabulare Labrum
4. Gomfoza. (Articulatio Dentoalveolaris)
5. Discus interpubicus
6. Articulatio talocruralis
7. Ligamentum radiocarpale dorsale
8. Membrana obturatoria
9. Ligamentum denticulatum
10. Plica synovialis infrapatellaris
11. Ligamenta capsularia
12. Ligamentum quadratum
13. Ligamenta collateralia
14. Articulatio trochoidea
15. Ligamentum conoideum
16. Chorda skośna
17. Ligamentum cruciform atlantis
18. Plica synovialis infrapatellaris
19. Articulatio sacrococcygea
20. Symphysis publica
21. Ligamentum carpi rad
22. Ligamentum capitis costae radiatum
23. Sutura squamosa cranii

24. Медиална поддържаща връзка на капачето
25. Метатарзофалангеални връзки
26. Назъбен (зъбчат) шев
27. Палмарна радиокърпална (дланна лъчево-киткова) връзка
28. Пихтиесто ядро
29. Плантарни връзки на ходилото
30. Покривна мембрана
31. Пояснокръстцова става
32. Проста става
33. Пръстеновидна връзка на радиуса
34. Раздвоена връзка
35. Раменноключична става
36. Сакротуберална връзка
37. Седловидна става
38. Синовиални власинки
39. Синовиална гънка
40. Сложна става
41. Става на ребрената глава
42. Ставен сърп. Мениск
43. Ставна капсула
44. Ставна устна
45. Сферична (Кълбовидна) става
46. Съчленение на гръдния кош
47. Съчлененения на свободния долен крайник
48. Фиброзен пръстен
49. Цимент
50. Шарнирна става

21. Promieniować więzadło nadgarstkowe
22. Promieniować więzadło główki żebra
23. Szew squamosalowy
24. Retinakulum medialne
25. Przeguby śródstopno-paliczkowe
26. ząbkowany szew
27. Wiązadło nadgarstkowo-śródręczne Palmara, więzadło nadgarstkowo-śródręczne zgięciowe (volar radiocarpal ligament)
28. miażdżyste jądro
29. więzadło roślinne
30. Więzadło potyliczne
31. Szczelina lumbosakralna
32. Proste połączenie
33. Więzadło pierścieniowe (Annular ligament)
34. Rozwierciedlone więzadło
35. Staw akromioklawowy lub staw AC
36. więzadło krzyżowe
37. Łącznik siodłowy
38. Frędzle synowialne, kępki synowskie
39. Medialna plica
40. Złożone połączenie
41. Przeguby głów żeber
42. Menuzyka stawowa
43. Kapsułka stawowa
44. Labrum stawowe
45. Przegub sferoidalny; przegub kulowy i nasadowy
46. Wyartykułowanie klatki piersiowej
47. Stawy synowialne wolnej kończyny dolnej

24. Retinaculum patellae mediale
25. Wyrostki międzypaliczkowe metatarso
26. Sutura siarczanowa
27. Ligamentum radiocarpeum palmare
28. jądro pulsujące
29. Ligamenta tarsi plantaria
30. Tektoryia Membrany
31. Articulatio lumbosacralis
32. Articulatio simplex
33. Ligamentum annulare radii
34. Ligamentum bifurcatum
35. Articulatio acromioclavicularis
36. Ligamentum sacrotuberale
37. Articulatio sellaris
38. Villi synoviales
39. Plica synovialis mediopatellaris
40. Articulatio composite
41. Articulatio capitis costae
42. Meniscus articularis
43. Capsula articularis
44. Labrum articulare
45. Articulatio spheroidea (cotylica)
46. Articulationes thoracis
47. Articulationes membri inferioris liberi
48. Zwłóknienie płuc
49. Cementum
50. Ginglymus

48. Pierścień włóknisty
49. Cementum

Łącznik zawiasowy

3. MYOLOGIA

BUŁGARIAN

1. Адамова ябълка
2. Аддукторен канал
3. Апоневроза (сухожилна разтеглица) на двуглавия мускул на мишницата
4. Бедрен пръстен
5. Бедрен триъгълник
6. Бодилен мускул
7. Бурза на гъшия крак
8. Бурза на мускула изопвач на мекото небце
9. Бяла линия
10. Вретеновиден мускул
11. Горно коремче
12. Голям ромбовиден м.
13. Горен рог
14. Гребенчев мускул
15. Гръдноключичносисовиден мускул
16. Двуглав мускул на мишницата.(бицепс)
17. Двукоремчест мускул
18. Двуперест мускул
19. Долен рог
20. Делтовиден мускул
21. Долно коремче
22. Дълбока глава
23. Дълбока фасция
24. Дълга глава
25. Дясно краче
26. Едноперест мускул
27. Задно коремче
28. Квадратен мускул
29. Кожен мускул

ENGLISH

1. Jabłko Adama
2. Kanał przywodziciela
3. Aponerwica mostkowa (znana również jako lacertus fibrosus)
4. Pierścień udowy
5. Trójkąt udowy
6. Spinalis
7. Anserine bursa
8. Bursa z tensor veli palatine
9. Biała linia
10. Mięsień w kształcie wrzeciona
11. Superior belly
12. Major Rhomboid M.
13. Róg Superior
14. Mięsień Pectineus [lat pecten - grzebień]
15. Mięsień sternocleidomastocytowy (SCM)
16. Biceps
17. Mięsień trawienny
18. Mięsień dwunożny
19. Róg podrzędny
20. Deltoid m.
21. Brzuch dolny
22. Głęboka głowa
23. Głęboka powięź
24. Długa głowa
25. Prawdziwe zakusy
26. Mięsień piersowaty
27. Brzuch tylny

LATIN

1. Bursa subcutanea prominentiae laryngealis
2. Canalis adductorius
3. Aponeurosis musculi bicipitis brachii
4. An(n)ulus femoralis
5. Trigonum femorale
6. M. spinalis
7. Bursa anserina
8. Bursa musculi tensoris veli palatini
9. Linea alba
10. Musculus fusiformis
11. Venter superior
12. M. rhomboideus major
13. Cornu superius
14. M. Pectineus
15. M. sternocleidomastoideus
16. M. biceps brachii
17. M. digastricus
18. M. bipennatus
19. Cornu inferius
20. M. deltoideus
21. Venter gorszy
22. profundum kapucynki
23. F. profunda
24. Caput longum
25. Crus dextrum
26. M. unapennatus
27. Venter z tyłu
28. M. quadratus

30. Коремче
31. Коремчест мускул на прасеца
32. Коса глава
33. Кръстосана част на фиброзните влагалища
34. Крушовиден мускул
35. Кръгов мускул
36. Къса глава
37. Лакунарна връзка
38. Латерална глава
39. Ляво краче
40. Медиална глава
41. Медиална подсухожилна бурза на коремчестия мускул на прасеца
42. Мишничен мускул
43. Многоразделни мускули
44. Мускул на горделивците
45. Мускул дъвкач
46. Мускул изопвач на широката фасция
47. Мускул, изправящ гръбначния стълб
48. Мускул къс разгъвач на палеца
49. Мускул на черепния покрив
50. Мускул на смеха
51. Мускул объл пронатор
52. Мускул повдигач на горната устна
53. Мускули повдигачи на ребрата
54. Мускул, смъкващ носната преграда
55. Мускул, смъкващ устния ъгъл
56. Мускул привеждач на палеца
57. Надбодилен мускул
58. Напречна и крилова части
59. Напречни снопчета
60. Общо влагалище на мускулните сгъвачи
61. Общо влагалище на фибуларните мускули

28. Czworokątny mięsień
29. Skóra m.
30. Venter
31. mięsień Gastrocnemius
32. Nieczytelna głowa
33. Ukrzyżowana część włóknistych cyfrowych osłon dłoni i stóp
34. Mięsień pirufijski
35. Mięsień orbicularis oculi
36. Krótka głowa
37. Lacunar ligament
38. Głowa boczna
39. Kruczki lewe
40. Medialna głowa
41. Medialne grzebienie mięśnia brzuchatego
42. mięsień Brachialis
43. Mięśnie multifidusowe
44. Mięsień Procerusa
45. Masażysta
46. Tensor powięzi latae muscle
47. Mięsień Erector spinae
48. Extensor pollicis brevis muscle
49. Mięsień potyliczno - ronowy
50. Risorius (mięsień)
51. Mięsień łzawiący Pronatora
52. Levator labii superioris (lub quadratus labii superioris)
53. Mięśnie Levatores costarum
54. Mięsień depresyjny septi
55. Mięsień depresyjny supercilii
56. Przywodziciel mięśni pollicis; Pollical palmar interosseous muscle
57. mięsień Supraspinatus
58. Części poprzeczne i alarmowe
59. Transverse fasciculi

29. M. skóra
30. Venter
31. M. Gastrocnemius
32. Caput obliquum
33. Pars cruciformis vaginae fibrosae
34. M. piriformis
35. M. orbicularis
36. brew Caput
37. Ligamentum lacunare
38. Caput laterale
39. Crus sinistrum
40. Caput mediale
41. Bursa subtendinea musculi gastrocnemii
42. M. brachialis
43. Mm multifidi
44. M.procerus
45. M. żwawomierz
46. M. tensor fasciae latae
47. Musculus erector spinae
48. M. extensor pollicis brevis
49. M. Occipitofrontalis
50. M. risorius
51. M. łzy pronatora
52. M. levator labii superioiris
53. Mm. levatores costarum
54. M. Depressor septi
55. M. depressor supercilii
56. M. adductor pollicis
57. M. supraspinatus
58. Partes transversa et alarmis
59. Fasciculi transversi
60. Vagina communis musculorum felxorum

62. Овална ямка. Веносафенен отвор
63. Огъната глава
64. Орбитална част
65. Опашен мускул
66. Остеофиброзен канал
67. Пирамиден мускул
68. Подкожна бурза на грапавината на тибията
69. Подпора бялата линия
70. Полубодилен мускул
71. Прашковидна връзка на пениса
72. Предна пластинка
73. Предно коремче
74. Пристенна тазова фасция
75. Пръстеновидна част на фиброзното влагалище
76. Пъпен пръстен
77. Радиална глава
78. Ректовезикална преграда
79. Ротиращи мускули
80. Ръбова част
81. Синовиални влагалища на пръстите на ходилото
82. Синовиална торбичка
83. Слабинна връзка
84. Среден стълбест мускул
85. Сухожилен шлем
86. Сухожилна дъга
87. Сухожилно влагалище на дългите сгъвачи на пръстите на ходилото
88. Сухожилно влагалище на дългия отвеждач и късия разгъвач на палеца
89. Съдова лакуна
90. Сърповиден ръб
91. Трапецовиден мускул
92. Триглав мускул на мишницата

60. Wspólny płaszcz zginacza dłoni
61. Pospolity płaszcz ścięgienny kości strzałkowych
62. Szczelinowe otwarcie
63. Głowa odbita kości udowej odbytu (mięsień)
64. Część orbitalna
65. Mięsień koguciątka (Coccygeus)
66. Tendon sheath
67. Mięsień piramidalny
68. Podskórne mięśnia piszczelowe tuberosity
69. Tylne mocowanie linea alba
70. Semispinalis
71. Wiązadło fundamentalne lub więzadło fundamentalne członka
72. Laminat przedni; linia arkuatowa (z osłony odbytu)
73. Brzuch przedni
74. Powięź miednicowa ciemieniowa (PPF)
75. Okrągła część osłony włóknistej
76. Pępowina
77. Głowica radialna
78. Przegroda prostokątna
79. Mięśnie rotatorów
80. Część marginalna
81. Synowialne osłony stopy
82. Bursa synowialna
83. Wiązadło pachwinowe (więzadło Pouparta)
84. Mięsień Scalenus medius
85. Epikranialna bezdechowość
86. Tendinous arch
87. Tendinous sheath of flexor digitorum longus muscle (of foot)
88. Uciążliwa powłoka mięśnia uprowadzającego

61. Vagina musculorum peroneorum (fibularium) communis
62. Hiatus saphenus
63. refleks kapuściany
64. Pars orbitalis
65. M. coccygeus
66. Vagina tendinis
67. M. piramida
68. Bursa subcutanea tuberositas tibiae
69. Adminiculum lineae albae
70. M. semispinalis
71. Ligamentum fundiforme penis
72. Lamina przednia
73. Venter przedni
74. Powięź miednicowa ciemieniowa
75. Pars an(n)ularis vaginae fibrosae
76. An(n)ulus umbilicalis
77. Caput radiale
78. Septum rectovesicale
79. Mm. rotatores
80. Pars marginalis
81. Vaginae synoviales digitorum pedis
82. Bursa synovialis
83. Ligamentum inguinale (Arcus inguinalis)
84. M. scalenus medius
85. Galea aponeurotica (Aponeurosis epicranialis)
86. Arcus tendineus
87. Vagina tendinum musculi flexoris digitorum pedis longi
88. Vagina tendinum musculorum abductoris longi et extensoris brevis pollicis
89. Lacuna vasorum
90. Margo falsyfikat

93. Триъгълен мускул
94. Улнарна глава
95. Хумерална глава
96. Хумероулнарна глава
97. Челно коремче
98. Червеобразни мускули
99. Четириглав мускул на бедрото
100. Шивашки мускул

pollicis longus i extensor pollicis brevis
89. Luka naczyniowa
90. Fałszywy margines
91. mięsień trapezowy
92. mięsień trójgłowy brachii
93. Mięsień trójkątny
94. Głowa łokcia
95. Humeralna głowa
96. Głowa Humeroulnara
97. Przedni brzuch
98. Lumbricals of the hand
99. Prostownik czworogłowy, prostownik czworogłowy
100. mięsień Sartorius

91. M. trapez
92. M. triceps brachii
93. M. triangularis
94. Wrzód na głowie
95. Caput humerale
96. Humero-ulnare Caput
97. Venter frontalis
98. Mm. Lumbricales
99. M. mięsień czworogłowy kości udowej
100. M. sartorius

4. NERVOUS SYSTEM

BULGARIAN

1. Аксонално хълмче
2. Аркуатно ядро
3. Белезникави ивици
4. Бяло вещество
5. Висулка на червея
6. Вметнато ядро
7. Възвишение
8. Възел на нервното влакно. Прищъпване на Ранвие.
9. Външна колба
10. Вътрешна колба
11. Голяма звездовидна клетка
12. Горна ямичка
13. Дендритно шипче
14. Диафрагма на седлото
15. Дига
16. Дълбок скалист нерв
17. Дърво на живота

ENGLISH

1. Axon hillock
2. Jądro Arcuate
3. Rozstępy rdzenia kręgowego czwartej komory
4. Biała materia
5. języczek móżdżku; języczek obrzęknięty
6. Zinterkalowane jądro
7. Top, acme
8. Node of Ranvier
9. Bulwiasty (zewnętrzny)
10. Cebulowy (wewnętrzny)
11. Duża cela stellate
12. Superior fovea
13. Дendrityczny kręgosłup

LATIN

1. Colliculus axonis
2. Jądro arcuatus podwzgórze (Nucleus arcuatus hypothalami)
3. Rozstępy rdzeńków (ventriculi quarti)
4. Substantia alba
5. języczek
6. Jądro międzykaluzjowe (Nucleus intercalatus)
7. Culmen
8. Incisura myelini
9. Bulbus externa
10. Bulbus internus
11. Neuronum stellatum magnum
12. Fovea rostralis (superior)
13. Spinula dendritica
14. Diaphragma sellae
15. Obex

18. Звездовидна клетка
19. Зрително излъчване (на Грасиоле)
20. Зъбчеста връзка
21. Зърнест слой
22. Зрителен тракт
23. Зрителен улей
24. Ивичест ганглий
25. Катерещо се влакно
26. Клиновидно снопче
27. Коляно на лицевия нерв
28. Конска опашка
29. Коренчеви връвчици
30. Кошчева клетка
31. Краен мозък
32. Крайни ядра
33. Кръстцови нерви и опашен нерв
34. Кълбенце
35. Ламеларно телце
36. Листо на червея
37. Луновидна бразда
38. Мазолесто тяло
39. Малкомозъчен сърп
40. Малък скалист нерв
41. Маслина.
42. Медиална и латерална обонятелни ивици
43. Миелинов слой
44. Мозъчен водопровод
45. Моторен неврон

14. Membrana bliźniacza
15. Obex (szlaban lat.)
16. Głęboki nerw płatkowy
17. Drzewo życia
18. Gwiezdne neurony/komórki
19. Promieniowanie optyczne
20. Więzadło zębinowe
21. Warstwa granulowana
22. Układ optyczny
23. Wnęka optyczna
24. Zwój pomocniczy
25. Włókna wznoszące się
26. powięź Cuneate
27. Genua nerwu twarzowego
28. Koniowate Cauda
29. Piłki promieniowe; korzenie nerwowe
30. Komórka koszykowa
31. Telencephalon
32. Jądro sterydowe, jądro terminalne
33. Nerwy sakralne i kogutkowe
34. Glomerulus.
35. Korpus blaszany
36. Folium wermisu
37. Sulcus Lunate
38. Korpus kalmara
39. Sokół zbożowy (podobny do sierpa)

16. Nervus petrosus profundus
17. Arbor vitae cerebelli
18. Neuronum stellarum
19. Radiatio optica
20. Ligamentum denticulatum
21. Stratum granulosum
22. Tractus opticus
23. Recessus opticus
24. Zwojowód koliarowy (Ganglion ciliare)
25. Neurofibra wstępuje
26. Fasciculus cuneatus
27. Genu nervi facialis
28. Koniowate Cauda
29. Fila radicularia
30. Neuronum corbiferum
31. Telencephalon
32. Nuclei terminationis
33. Nervus saccularis (pars rostralis)
34. Glomerulus.
35. Korpusculum lamellosum
36. naskórek liściowy (Folium vermis)
37. Sulcus lunatus
38. Korpus kalmara
39. Falx cerebelli
40. Nervus petrosus minor
41. Oliwa
42. Rozstępy poprzeczne i poprzeczne (Stria

46. Надхълмие. Епиталаламус
47. Наклон
48. Начални ядра
49. Невросухожилно вретено
50. Неврофиламент
51. Нежна пъпка
52. Нежно снопче
53. Неоцеребелум. Нов малък мозък
54. Оливокохлеарен път
55. Оливоспинален път
56. Островен дял (на остров)
57. Палеоцеребелум. Стар малък мозък
58. Парасимпатикови сакрални ядра
59. Пахионови гранулации
60. Паяжиновидна обвивка (арахноидеа) на главния мозък
61. Пиален израстък
62. Пирамидно кръстовище (Моторно кръстовище)
63. Плочка на покрива
64. Плътно мехурче
65. Покрив на средния мозък.
Четирихълмие.Тектум
66. Преден кожен клон
67. Пресинаптично уплътнение
68. Проекционни нервни влакна
69. Провлак на поясчевата гънка

40. Nerw nadgrzebieniowy
41. Ciało oliwkowe
42. Medyczne i boczne rozstępy węchowe
43. Osłona mielinowa
44. Akwedukt mózgowy
45. Neuron silnikowy
46. Epithalamus
47. Nachylenie, skośna powierzchnia
48. Jądra pochodzenia
49. Wrzeciono neurotydynamiczne
50. Neurofilament
51. Tuberkulka Gracile
52. Ciągnik Goll lub powięź gracile
53. Neocerebellum
54. Tor oliwokoczysty
55. Przewód pokarmowy
56. Płat wyspowy
57. Paleocerebellum; spinocerebellum
58. Jądra przywspółczulne krzyżowe (Sacral parasympathetic nuclei)
59. Granulacja pajęczaka
60. pajęczakowata materia
61. Pial proces

olfactoriae medialis)
43. Stratum myelini
44. Aquaeductus mesencephali (cerebri)
45. Neuronum motoricum
46. Epithalamus
47. Clivus
48. Pochodzenie jądra
49. Fusus neurotendineus
50. Neurofilamentum
51. Tuberkulum gracile
52. Fasciculus gracilis
53. Neocerebellum
54. Tractus olivocochlearis
55. Tractus olivospinalis
56. Lobus insularis
57. Paleocerebellum
58. Jądra parasympathici sacrales
59. Granulaty arachnoidalne
60. Arachnoidea mater encephalli
61. Processus pialis
62. decussatio piramidum (Dec. motoria)
63. Lamina tecti (tectalis)
64. Vesicula densa
65. Tectum mesencephali

70. Птича шпора
71. Първа цепка
72. Рекурентен ларингеален нерв
73. Ринална бразда
74. Ромбичен мозък
75. Ръчица на горното хълмче.
76. Сакуларен нерв
77. Самотно снопче
78. Сиви колони
79. Сиво вещество (ядра и колони)
80. Сиво покривало
81. Симпатиков ствол
82. Синаптично мехурче
83. Слой на крушевидните клетки
84. Смесен нерв
85. Снопове на гръбначния мозък
86. Собствени дланни пръстови нерви
87. Ствол на допълнителния нерв
88. Таламусна лента
89. Тапет
90. Твърда обвивка на главния мозък
91. Тения на четвъртото стомахче
92. Тектоспинален път
93. Терминален бутон
94. Триъгълник на блуждаещия нерв
95. Тъпанчева струна

62. Dekoncentracja piramid (krzyżowanie)
63. Płyta dachowa mezencefalonu
64. Gęste pęcherzyki rdzeniowe
65. tektum śródmózgowia
66. Przednia gałąź skórna piersiowa (nerwów międzyżebrowych)
67. Gęstość presynaptyczna
68. Włókna projekcyjne
69. Przesmyk gyru kingulacyjnego
70. Calcar avis, hippocampus minor
71. Szczelina pierwotna
72. Nerw krtaniowy wtórny
73. Sulcus Rhinal
74. Rhombencephalon lub mózgowie
75. Superior brachium
76. Nerw kulszowy
77. Samotny szlak
78. Szare kolumny
79. Szara sprawa
80. Indusium griseum, gyrus suprakalozalny
81. Kufer współczujący

66. Ramus kutaneus anterior
67. Densitas presynaptica
68. Projekcje neurofibry
69. Ishtmus gyri cinguli (cingulatus)
70. Calcar avis
71. Fissura prima
72. Krtani nerwowe nawracają
73. Sulcus rhinalis
74. Rhombencephalon
75. Brachium colliculi rostralis (superioris)
76. Nervus saccularis (pars rostralis)
77. Tractus solitarus
78. Columnae griseae
79. Substantia grisea (Nuclei et Columnae)
80. Indusium griseum
81. Truncus sympathicus
82. Vesicula synaptica
83. Stratum neuronorum piriforma
84. Nervus mixtus
85. Funiculi medullae spinalis
86. Nervi digitales palmares proprii
87. Truncus nervi accessorii
88. Taenia thalami
89. Tapetum

96. Фунийков улей
97. Цветче
98. Централна бразда на острова
99. Централни таламични излъчвания
100. Челен полюс
101. Челен похлупак
102. Човка Човка на мазолестото тяло
103. Шев на моста
104. Шевови ядра
105. Шийна примка
106. Шийно задебеление
107. Шишарковидно тяло
108. Ъглова гънка
109. Ябълчен нерв
110. Ябълчнослепоочен нерв.
111. Ядро на макаричковия нерв
112. Яремен нерв

82. Pęcherzyk synaptyczny
83. Piryformowa warstwa neuronowa
84. Nerw mieszany
85. Funiculi rdzenia kręgowego
86. Prawidłowe nerwy cyfrowe palmara
87. Akcesoryjny tułów nerwowy
88. Taenia thalami
89. Tapetum ciałka modzelowatego
90. Materia dura czaszkowa; dura mózgu
91. Taenia z czwartej komory serca
92. Przewód tektospinalny
93. Żarówka terminalowa
94. Trigon wagalowy
95. Tympanic cord
96. Wnęka infundibularna
97. Kłaczak zbożowy (Cerebellar flocculus)
98. Cyrkularna siarka insuli (wyspa)
99. Centralne promieniowanie talamowe
100. Tyczka czołowa
101. Rafael pontyński
102. Siara ciałka modzelowatego
103. Część operacyjna
104. Jądra Raphe

90. Dura mater encephali, dura mater cranialis
91. Taenia ventriculi quarti
92. Tractus tectospinalis
93. Bulbus terminalis
94. Trigonum vagale
95. Chorda tympani
96. Infundibuli Recessus
97. Flocculus
98. Sulcus circularis insulae
99. Promieniowanie Talamica thalamica centrales
100. Polus frontlis
101. Raphe pontis
102. Rostrum corporis callosi
103. Pars opercularis
104. Jądra rafhe
105. Ansa cervicalis
106. Ciało sosnowe (glandula pinealis)
107. Intumescentia cervicalis
108. Gyrus angularis
109. Nervus zygomaticus
110. Ramus zygomaticotemporalis nervi zygomatici
111. Nucleus nervi trochlearis (Nuc. Trochlearis)
112. Nervus jugularis

105. Pętla nerwów (pierścień Saturna)
106. Rozszerzenie szyjki macicy
107. Ciało szyszynki (dławik)
108. Gyrus kątowy
109. Nerw jarzmowy
110. Gałąź Zygomaticporál
111. Jądro nerwu trochlearnego
112. Nerw szyjny

5. OSTEOLOGIA

BUŁGARIAN	ENLGISH	LATIN
1. Аксис	1. Oś	1. Oś
2. Алвеоларна дъга	2. Łuk pęcherzykowy	2. Arcus alveolaris
3. Атлас	3. Atlas	3. Atlas
4. Бодило на клиновидната кост	4. Kręgosłup sferoidalnej kości	4. Spina ossis sphenoidalis
5. Бразда на горния сагитален синус	5. Rowek na zatokę strzałkową górną	5. Sulcus sinus sagittalis superioris
6. Бразда на напречния синус	6. Rowek dla zatoki poprzecznej	6. Sulcus sinus transversi
7. Бразда на ралника	7. Rowek vomerine	7. Sulcus vomeris
8. Бразда на сагиталния синус	8. Sagittal sulcus	8. Sulcus sinus sagittalis
9. Бразда на слуховата тръба	9. Sulcus do rurki słuchowej	9. Sulcus tubae auditivae (audytoriae)
10. Бразда на средната слепоочна артерия	10. Rowek dla tętnicy skroniowej środkowej	10. Sulcus arteriae temporalis mediae
11. Веждена дъга	11. Łuk nadobny	11. Arcus superciliaris
12. Венечна яма		12. Fossa coronoidea
13. Влагалищен израстък		13. Processus vaginalis

14. Връх на пирамидата
15. Вход на очницата
16. Вътрешен слухов проход
17. Вътрешен тилен гребен
18. Гаванковидна яма. Оцетник. Ацетабулум
19. Глава на метакарпалната кост
20. Глава на реброто
21. Глава на чукчето
22. Голяма небцова бразда
23. Голям в995тел (голям трохантер)
24. Горен ръб на пирамидата
25. Грапава линия
26. Гръб на седлото
27. Гълтачна пъпка
28. Делтоидна грапавина
29. Дръжка на гръдната кост
30. Дръжка на чукчето
31. Езиче на долната челната челюст
32. Етмоидална фуния
33. Затулен отвор
34. Зрителен канал
35. Зърнести ямки
36. Изрезка на сисовидния израстък
37. Капаче
38. Каротидна бразда
39. Клиновиднорешетъчен улей
40. Клон на седалищната кост
41. Клюновиден израстък
42. Коленце на канала на лицевия нерв
43. Кондилен израстък
44. Краче (корен) на прешленната дъга
45. Крило на петльовия гребен
46. Крило на ралника

12. Doosa koronkowe (z humerusa)
13. Proces waginalny
14. Koniuszek płatka kości skroniowej
15. Otwór orbitalny; apertura orbity
16. Mięsień słuchowy wewnętrzny
17. Wewnętrzny grzebień potyliczny
18. Acetabulum; jama katyloidalna
19. Głowica nadgarstka Metacarpal
20. Głowa żebra
21. Głowa młotka
22. Większy rowek podniebienny
23. Wielki Trochanter
24. Górna krawędź drobnej części kości skroniowej
25. Aspera Linea
26. Dorsum sellae
27. gruźlica gardłowa
28. tuberosyjność deltoidów
29. Manubrium mostka
30. Manubrium malleus
31. Lingula żuchwy
32. Infundibulum etmoidalne
33. Obturator foramen
34. Kanał optyczny
35. Foveolae granulowane
36. Nacięcie mastoidalne
37. Patella
38. Rowek szyjki macicy
39. Proces korakoidowy
40. Ramus z kośćca kulszowego
41. Wnęka sfeetmoidalna
42. Geniculum kanału twarzowego

14. Apex partis petrosae
15. Przylądki orbitalne (Aditus orbitae)
16. Meatus acusticus internus
17. Crista occipitalis interna
18. Acetabulum
19. Caput metacarpalis
20. Caput costae
21. Caput mallei
22. Sulcus palatinus major
23. Trochanter major
24. Margo superior partis petrosae
25. Aspera Linea
26. Dorsum sellae
27. Tuberculum pharyngeum
28. Tuberositas deltoidea
29. Manubrium sterni
30. Manubrium mallei
31. Lingula mandibulae
32. Infundibulum ethmoidale
33. Foramen obturatum
34. Canalis opticus
35. Foveolae granulares
36. Inkisura mastoidea
37. Patella
38. Sulcus caroticus
39. Processus coracoideus
40. Ramus ossis ischia
41. Recessus sphenoethmoidalis
42. Geniculum canalis facialis
43. Processus condylaris
44. Pediculus arcus vertebrae (kręgi szyjne)
45. Ala cristae galli
46. Ala vomeris
47. Fissura pterygomaxillaris
48. Foramen sphenopalatinum

47. Крилонебцова яма
48. Крилонебцов отвор
49. Крушовиден отвор
50. Кръстцова кост (кръстец)
51. Кръстцов рид
52. Кукичка на криловидния израстък
53. Кучешка яма
54. Късо краче на наковалнята
55. Ладиевидна кост
56. Ладиевидна яма
57. Ламбдоиден ръб
58. Латерална пластинка
59. Лопатка. Плешка
60. Лъжливи ребра
61. Лъчева кост. Радиус
62. Лъчева яма
63. Люспен ръб
64. Макаровидна ямка
65. Малеолна бразда
66. Малък пищял. Фибула
67. Масетерна грапавина
68. Мастоиден ръб
69. Медиален супраепикондилен гребен
70. Междинна пъпка
71. Мечовиден израстък
72. Назион. Мост на носа
73. Мозъчна повърхност
74. Наковалня
75. Небцов гребен
76. Носогълтачен ход
77. Обтураторен гребен
78. Опашно рогче
79. Основа на метакарпалната кост
80. Основа на стремето
81. Охлювно (кохлеарно) каналче
82. Очница, очна кухина
83. Пазуха на ходилото
84. Перонеална макаричка

43. Proces kondyloidalny
44. Szypułka łuku kręgów
45. Ala z crista galli
46. Ala z vomeru, skrzydło vomeru
47. Szczelina pterygomaksylowa
48. Foramen sphenopalatynowy
49. Otwór w piryformie
50. Sacrum; kość sacrum
51. Promontorium
52. Pterygoid hamus
53. Canine fossa
54. Krótkie ukrzyżowania incus
55. Szafid (kość)
56. Doosa szkafoidalne
57. Marża lambdaidalna
58. Boczna płyta pterygoidalna
59. Łopatka, łopatka
60. Fałszywe żebra
61. Promień
62. Doosa promieniste (z humerusa)
63. Squamosal granica (marża kwadratowa)
64. Trochlear fovea
65. Rowek malleolarny
66. Kość strzałkowa, kość łydki
67. Bulwiastość żwarowa
68. Margines ssaków
69. Medialny grzbiet supraepikondylarny
70. Linia pośrednia (strefa)
71. Proces Xiphoidalny
72. Nasion. Mostek na nosie
73. Powierzchnia mózgu
74. Anvil
75. Grzebień palatynowski
76. Mięso z nosogardła (otwarcie)
77. Herb Obturatora
78. Kokcyk

49. Apertura piriformis
50. Os sacrum
51. Promontorium
52. Hamulus pterygoideus
53. Fossa canina
54. Breve Crus
55. Os scaphoideum
56. Łochacze Fossy
57. Margo lambdoideus
58. Lamina lateralis (processus pterygoidei)
59. Scapula
60. Ostrogi kostne
61. Promień
62. Fossa radialis
63. Margo squamosus
64. Fovea trochlearis
65. Sulcus malleolaris
66. Fibula
67. Tuberositas masseteria
68. Margo mastoideus
69. Crista supraepicondylaris medialis
70. Linea intermedia
71. Processus xiphoideus
72. Nasion
73. Facies cerebralis
74. Incus
75. Crista palatina
76. Meatus nosopharyngeus
77. Crista obturatoria
78. Cornu coccygeum
79. Podstawa metacarpalis
80. Podstawa zszywania
81. Canaliculus cochleae
82. Orbita
83. Sinus tarsi
84. Trocznia okołoustna
85. Crista galli
86. Fluktuacje kosztów
87. Tegmen tympani

85. Петльов гребен
86. Плаващи ребра
87. Покрив на тъпанчевата кухина
88. Преграда на мускулно-тръбния канал
89. Предверно (вестибуларно) каналче
90. Предна повърхност на пирамидата
91. Предно краче
92. Пръстовидни вдлъбнатини
93. Птеригоидна грапавина
94. Птеригоидна яма
95. Пъпка на реброто
96. Пъпка на седлото
97. Разкъсан отвор
98. Ралник
99. Раменен пояс
100. Ребрен ъгъл
101. Резцова кост
102. Резцова яма
103. Решетъчен мехур
104. Слепоочна повърхност
105. Слепооочна яма
106. Слъзна бразда
107. Сляп отвор
108. Совалка
109. Срединен кръстцов гребен
110. Ставна пъпка
111. Стернален ъгъл
112. Стреме
113. Супинаторен гребен
114. Сфеноидално езиче.
115. Теменен ръб
116. Теменна издатина (теменна върга)
117. Тибия. Голям пищял
118. Тилна люспа
119. Турско седло

79. Podstawa kości śródręcza
80. Podstawa zszywek
81. Kanał ślimakowy
82. Orbita, orbita, gniazdo oczne
83. Kanał wargowy, zatoka stępowa
84. Trąbka strzałkowa kalkonia
85. Crista galli
86. Pływające żebra
87. Tegmentalna ściana, tegmentalny dach
88. Przegroda kanału mięśniowo-szkieletowego
89. Akwedukt żylasty
90. Powierzchnia przednia płatków kości skroniowej
91. Kończyna przednia
92. Wrażenia gyri mózgowego
93. Tuberownośćterygoidów
94. Doosa skrzydłowe
95. Tuberkulina żebra
96. Gruźlica sella turcica, gruźlica siodłowa
97. Foramen lacerum
98. Vomer
99. Gorset barkowy
100. Kąt brzegowy
101. Kość rzucająca się w oczy
102. Doosa żywe
103. Bulla etmoidalna
104. Powierzchnia czasowa
105. Doosa skroniowe
106. Rowek łzawiący, rowek łzawiący
107. Foramen cecum
108. Kość łokciowa
109. Median sacral crest
110. Gruźlica stawowa (z kości skroniowej)
111. Kąt rdzeniowy

88. Septum canalis musculotubarii
89. Aqueductus vestibuli
90. Facies anterior partis petrosae
91. Crus anterius
92. Wrażenia digitalatae
93. Tuberositas pterygoidea
94. Fossa pterygoidea
95. Tuberculum costae
96. Tuberculum sellae
97. Foramen lacerum
98. Vomer
99. Cingulum membri superioris
100. Angulus costae
101. Os incisivum
102. Fossa incisiva
103. Bulla ethmoidalis
104. Facies temporalis
105. Fossa temporalis
106. Sulcis lacrimalis
107. Foramen caecum
108. Ulna
109. Crista sacralis mediana
110. Tuberculum articulare
111. Angulus sterni (sternalis)
112. Schody
113. Crista musculi supinatoris
114. Lingula sphenoidalis
115. Margo parietalis
116. cebulka parietale
117. Tibia
118. Squama occipitalis
119. Selia turcica
120. Korpusy obojczykowate
121. Ciało metacarpalis

120. Тяло на ключицата
121. Тяло на метакарпалната кост
122. Улнарна изрезка
123. Фаланги
124. Хипофизна яма
125. Черепна кухина
126. Челен гребен
127. Челен ръб
128. Челна люспа
129. Шийка на долната челюст
130. Шийка на реброто
131. Шиловиден израстък
132. Ябълчен израстък
133. Ябълчен рид
134. Ябълчна дъга
135. Яма на слъзната торбичка
136. Яремна изрезка
137. Яремна пъпка

112. Schody; strzemiona
113. Grzbiet supinatora (ulna)
114. Lingula sferoidalna
115. Granica ciemieniowa (margines)
116. Parietal eminencja (bulwa)
117. Tibia
118. Słynna część kości potylicznej
119. Selia turcica, krzesło tureckie
120. Ciało obojczyka
121. Wałek kości śródręcza
122. Nacięcie łokciowe
123. Phalanges
124. Hipofizjologiczne doosa (wykop, zagłębienie, kanał)
125. Jama czaszkowa
126. Grzebień czołowy
127. Frontalna granica
128. Słynna część kości czołowej
129. Szyja żuchwy
130. Szyja żebra
131. Proces styloidalny
132. Proces jarzmowy (kości czołowej)
133. Zygomatyczny margines
134. Łuk jarzmowy
135. Fossa do worka łzowego
136. Nacięcie szyjne
137. Gruźlica szyjna

122. Inkisura ulnaris
123. Phalanges
124. Fossa hypophysialis
125. Cavitas cranii
126. Crista frontalis
127. Margo frontalis
128. Squama frontalis
129. Collum mandibulae
130. Collum costae
131. Processus styloideus
132. Processus zygomaticus
133. Margo zygomaticus
134. Arcus zygomaticus
135. Fossa sacci lacrimalis
136. Inkisura jugularis
137. Żugulare Tuberculum

6. ORGANY SENSORIALNE

BUŁGARIAN

1. Ареола на гърдата
2. Биполярен неврон
3. Бодилест слой
4. Бодилна клетка
5. Бразди на кожата
6. Бразда на склерата
7. Вени на лабиринта
8. Вестибуларни вени
9. Вкусова пора
10. Вкусова чашка
11. Вретено
12. Вход към пещерата
13. Външен епителен слой (блед)
14. Външна фалангова клетка (на Дайтерс)
15. Външно влагалище на зрителния нерв
16. Глава на стремето
17. Гребени на кожата
18. Гредичкова мрежа
19. Дилататор на зеницата
20. Дръжка на чукче
21. Екватор
22. Екватор на лещата
23. Жълто петно
24. Задна гранична пластинка
25. Зеничен ръб
26. Зоничкови пространства
27. Ивичеста зоничка.
28. Издутина (хълмче)
29. Изопната част

ENGLISH

1. Areola, sutek
2. Neuron bipolarny; komórka bipolarna siatkówki
3. Spinous layer
4. Krwinka kolczysta, krwinka kolczysta
5. Bruzdy skórne, rowki skórne
6. Sclera
7. żyły labiryntowe
8. Żyły żylne
9. Por smakowy
10. pączek smakowy
11. Modiolus
12. Przylądek do sutkowatego antrum
13. Epitel
14. Komórki płatkowe
15. Zewnętrzna/duralna osłona nerwu wzrokowego
16. Głowa schodków
17. Grzbiety naskórka, grzbiety skóry
18. Trabecularna siatka.
19. Rozcieńczalnik poduszkowy
20. Uchwyt młotka. Presternum
21. Equator
22. Equator soczewek
23. Żółta plamka, plamka
24. Tylna lamina ograniczająca
25. Granica irysowa/marża tęczówki usznej

LATIN

1. Areola mammae
2. Neuronum bipolare
3. Stratum spinosum
4. Epitheliocytus spinosus
5. (Cutis) sulci cutis
6. Sclera
7. Wenae labyrinthi
8. Przedsionki Weneckie
9. Porus gustatorius
10. Caliculus gustatorius
11. Modiolus
12. Przylądek i przedsionek
13. Epitel
14. Epitheliocytus phalangeus externus
15. Vagina externa nervi optici
16. Caput stapedis
17. Cristae cutis
18. Reticulum trabeculare
19. Źrenice rozszerzające mięśnie
20. Presternum
21. Equator
22. Equator lentis
23. Macula
24. Lamina limitans z tyłu
25. Margo pupillaris
26. Spatia zonulaia
27. Zonula ciliaris
28. Auris (media) promontorium

30. Ирис. Дъговица	26. Przestrzeń wierzchołkowa	29. Pars tensa
31. Кант на корнеята		30. Iris
32. Кафява пластинка на склерата		31. Limbus corneae
	27. Ciasne skrzyżowanie	32. Lmina fusca sclerae
33. Кора	28. Promontorium jamy tympanonowej	
34. Купол		33. Cortex
35. Куполен сляп край	29. Część napięta	34. Kopuła
36. Ладия	30. Iris	35. Jelito ślepe (Caecum cupulare)
37. Леща	31. Corneal limbus	
38. Лещовиден израстък	32. Lamina fusca z twardówki	36. Scapha
39. Лодка на ухото		37. Lens
40. Луничка		38. Processus lenticularis
41. Лъчи на лещата	33. Cortex	39. Cymba conchae
	34. Kopuła	40. Lunula
42. Мастно тяло на очницата	35. Worek ślepy miedziany	41. Promienie pożyczone
	36. Scapha	
43. Мастоидна пещера	37. Lens	42. Corpus adiposum orbitae
44. Мембранен диск	38. Proces Lenticularny	
45. Меридиани	39. Cymba conchae	43. Antrum mastoideum
46. Мехче. Утрикул	40. Lunula	44. Dyskowiec błoniasty
47. Млечна жлеза	41. Promienie obiektywu, gwiazdy obiektywu, szwy obiektywu	45. Meridiani
48. Млечни синуси		46. Utriculus
49. Мъжка млечна жлеза		47. Glandualna mammaria
	42. Tłuszcz orbitalny ciało, tłuszcz orbitalny ciało orbity	48. sinus lactiferi
50. Назъбена линия		49. Mamma masculina
51. Наковалня	43. Antrum aerodynamiczne	50. Ora serrata
52. Нокътно валче	44. Płyta membranowa	
53. Нокътно ложе. Поднокът	45. Meridiany	51. Incus
	46. Utricle	52. Vallum unguis
54. Общо краче	47. Gruczoł piersiowy	53. Hyponychium
	48. zatoka mleczna	
55. Орбитален мускул	49. Męska pierś; mamma virilis	54. gmina Crus osseum
56. Охлюв		
57. Охлювен водопровод	50. Ząbkowane połączenie, margines, granica	55. M. orbitalis
		56. Cochlea
58. Охлювен лабиринт	51. Anvil	57. Aqueductus cochleae
59. Охлювно прозорче	52. Ściana gwoździ	
60. Очна ябълка	53. Łóżko do paznokci	58. Labyrinthus cochlearis
		59. Fenestra cochleae
61. Периорбита (периост на очницата)	54. Kończyna kostna pospolita (crus)	60. Bulbus oculi
62. Плочка на трагуса	55. Mięsień orbitalny	61. Periostem
63. Поле на лицевия нерв	56. Cochlea	
64. Подпорна клетка	57. Akwedukt ślimakowy, akwedukt ślimakowy	62. Lamina tragi
		63. Obszar nervi facialis
65. Преддверен лабиринт	58. Labirynt ślimakowy	64. Epitheliocytus sustentance
66. Преддверна стълба	59. Okrągłe okno	

67. Предна очна камера
68. Прикрепящ апарат на кожата
69. Проминиращ съд
70. Просто краче
71. Просто ципесто краче
72. Протоплазматичен астроцит, звездовидна клетка
73. Пръчица. Пръчконосеща епителна клетка.
74. Радиални влакна
75. Разединен слой
76. Раковина на ухото
77. Ресничка
78. Ретина. Мрежовица
79. Рогов слой
80. Рогова люспа
81. Роговица
82. Роговичносклерна част
83. Светъл слой
84. Склера. Очен белтък
85. Скрит ръб
86. Слухова тръба
87. Слухови зъбци
88. Слъзен поток
89. Слъзно езеро
90. Слъзно месце
91. Слъзна торбичка
92. Спирален гребен
93. Спирален канал на охлюва
94. Средно тунелче
95. Стремна яма
96. Стъкловидно тяло
97. Сферичен улей
98. Съдовица. Хороидея
99. Съединителен проток

60. Globe of the eye, eyeball
61. Gałka oczna, okostna, okostna
62. Lamina tragusa
63. Obszar nerwów twarzy
64. Komórki Sertoli, "komórka pielęgniarska, komórka pomocnicza".
65. Labirynt żylny
66. Rampa pionowa
67. Przednia komora gałki ocznej (Anterior Chamber of eyeball)
68. Wiązadła Coopera (więzadła zawieszające)
69. Wyraźne naczynie krwionośne
70. Prosta kończyna kostna
71. Prosta kończyna membranowa
72. Protoplazmatyczna astrocyta; komórka w kształcie gwiazdy astroglia
73. Komórka prętowa
74. Włókna radialne
75. Zewnętrzna warstwa
76. Concha małżowiny usznej
77. Cilium
78. Retina
79. Warstwa rogowa
80. Skala epidermalna
81. Cornea
82. Corneoscleral część
83. Warstwa przezroczysta
84. Sclera
85. Okultystyczna granica paznokcia
86. Rura Eustachiańska
87. Zęby akustyczne, zęby słuchowe
88. Kanał Ferreinowy
89. Jezioro Lacrimal

65. Labyrinthus vestibularis
66. Scala vestibulari
67. Kamera przednia nulbi
68. Ligamenta suspensoria mammaria
69. Vas. Prominens
70. Crus osseum simplex
71. Crus membranaceum simplex
72. Astrocytus protoplasmaticus
73. Epitheliocytus bacillifer (bacilus)
74. Fibrae radiales
75. Stratum disjunctum
76. Concha auruculae
77. Cilium
78. Retina
79. Stratum corneum
80. Rogówka Squama
81. Cornea
82. Pars corneoscleralis
83. Stratum lucidum
84. Sclera
85. Margo occultus
86. Tuba auditiva (audytoria)
87. Dentes acustici
88. Rivus lacrimalis
89. Lacus lacrimalis
90. Carunculus lacrimalis
91. Saccus lacrimalis
92. Cristi spiralis (spirala Ligamentum)
93. Canalis spiralis cochleae
94. Cuniculus medius
95. Fossa incudis
96. Korpus vitreum
97. Recessus sphericus
98. Choroidea
99. Ducuts reuniens

100. Торбичка (сакул). Гръклянно джобче.
101. Триъгълна яма
102. Тъпанчева изрезка
103. Тъпанчева стена на охлювния ход.
104. Тъпанчева стълба
105. Тъпанчеви килийки
106. Хлабава част
107. Централна яма
108. Ципест лабиринт
109. Чукче
110. Чукчева ивица

90. Lacrimal caruncle
91. Worek szorstkościowy (Lacrimal sac)
92. Więzadło spiralne
93. Kanał ślimakowy
94. Cuniculus średni
95. Doosa Inkudalne
96. Witreum, ciało hialoidalne
97. Wnęka kulista; wnęka sakralna
98. Naczyniówka, płaszcz naczyniowy
99. Kanał Hensena, kanał Hensena, kanał łączący, kanał łączący
100. Saccule
101. Trójkątne dole małżowiny usznej
102. Tympaniczny wypoczynek
103. Tympaniczna powierzchnia kanału ślimakowego
104. Kanał Tympański
105. Komórki Tympanic
106. Część martwa
107. Fovea
108. Membranowy labirynt
109. Młotek (malleus)
110. Pasek przezroczysty

100. Sacculus laryngis
101. Fossa triangularis auruculae
102. Inkisura tympanica
103. Paries tympanicus ductus cochlearis
104. Tympani Scala
105. Cellulae tympanicae
106. Pars flaccida
107. Fovea
108. Labyrinthus membranaceus
109. Malleus
110. Stria mallearis

8. SPLANCHNOLOGIA

BUŁGARIAN	ENGLISH	LATIN
1. Бразда (жлеб) на папилата	1. Sulcus brodawkowaty	1. Sulcus papillae
2. Бронхиални клончета на сегментите	2. Oddziały oskrzeli segmentowych	2. Ramzes bronchiales segmentorum
3. Бронхиално дърво	3. Drzewo oskrzelowe	3. Arbor bronchialis
4. Бръчкови колони	4. Kolumny waginalne	4. rugarum z Kolumnae

5. Бъбречна кора
6. Бъбречно телце. Малпигиево телце
7. Вал на папила
8. Венечен ръб
9. Вкусови луковици на епитела
10. Влагалище. Вагина
11. Влагалищни бръчки
12. Врата на черния дроб. Порта
13. Врстено на емайла
14. Връх на мехура
15. Връх на острието
16. Втиснатост на кардията
17. Вторичен дентин
18. Върхова жлеза
19. Върхово (апикално) влакно
20. Гласна гънка. Гласилка
21. Гласна цепка
22. Гломерулна капилярна мрежа
23. Голяма кривина на стомаха
24. Голяма срамна устна. Голяма устна на вулвата
25. Голям крилов хрущял
26. Горно аберантно поточе
27. Гранична бразда
28. Гранична пластинка
29. Гредички на пещеристите тела
30. Групирани лимфни фоликули
31. Гръб на езика
32. Гръкляново изпъкване. Адамова ябълка
33. Гъбесто тяло на пениса

5. Kora nerkowa; kora nerek
6. Korpus nerkowy
7. Vallate papillae, circumvallate
8. Margines dziąsła
9. Kubki smakowe na migdałki
10. Vagina
11. Rugby pochwowe
12. Szczelina poprzeczna wątroby
13. Wrzeciono emaliowane
14. Koniuszek pęcherza moczowego
15. Czubek guzka zęba
16. Wrażenie sercowe
17. Zębina wtórna
18. Przedni dławik językowy
19. Włókno koniuszkowe
20. Fałd wokalny
21. Rozszczep glotowy
22. Sieć kapilarna kłębuszków nerkowych
23. Większa krzywizna żołądka
24. Zewnętrzne wargi sromowe sromowe
25. Większa chrząstka alarmowa
26. Najwyższa aberracyjna plastyczność
27. Sulcus końcowy
28. Laminaty ograniczające
29. Trabeculae z ciał jamistych

5. Cortex renalis
6. Nerki ciałka żółtego
7. Brodawki Vallum
8. Margo gingivalis
9. Gemma gustatoria epiglottidis
10. Vagina
11. Rugae vaginalis
12. Porta hepatis
13. Fus emaliowany
14. Apex vesicae
15. Apex cuspidis
16. Impressio cardiaca
17. Sekundarium zębinowe
18. Glandula lingualis apicalis
19. Fibra apicalis
20. Plica vocalis
21. głośniki Rima
22. Rete capillare glomerulare
23. Krzywizna żołądka (ventriculi) major
24. Labium majus pudendi
25. Alarmu chrząstki głównej
26. Ductulus aberrans superior
27. Sulcus terminalis
28. Lamina limitans
29. Trabeculae corporum cavernosum
30. Agregat limfatyczny Folliculi
31. Dorsum linguae
32. Prominentia laryngea
33. Korpus gąbczastego penisa
34. Intestinum crissum

34. Гъбовидни папили	30. Zagregowane guzki	35. Pharynx
35. Гълтач. Фаринкс	limfoidalne jelita	36. Duodenum
36. Дванадесетопръстник	cienkiego	
(дуоденум)	31. Tył języka	37. Grzyby brodawkowate
37. Дебело черво	32. Laryngeal prominence,	38. Hymen
38. Девствена ципа.	Adam's apple	
Химен		39. Globulus dentinalis
39. Дентиново кълбце	33. Gąbczaste ciało penisa	40. Facies distalis
40. Дистална повърхност		41. Aparat oddechowy
41. Дихателна система	34. Jelito grube	42. Glandula parotidea
42. Добавъчна околоушна	35. Pharynx	accessoria
жлеза	36. Duodenum	43. Mediastinum inferius
43. Долно средостение		44. Nagłośnia ogonków
44. Дръжка (краче) на	37. Brodawki grzybiaste	liściowych (Petioles
епиглотиса	38. Hymen	epiglotticum)
45. Дъно на мехура		
46. Дъно на стомаха	39. Kulka zębinowa	45. Fundus vesicae
	40. Dystalna powierzchnia	46. Fundus gastricus
47. Единични лимфни	zęba	(ventricularis)
фоликули	41. Układ oddechowy	47. Folliculi lymphatici solitarii
48. Езиче на левия бял	42. Akcesoryjny dławik	
дроб	ślinankowy	48. Lingual pulmonis sinistri
49. Еластичен конус		
50. Етмоидална фуния	43. Mediastinum gorsze	49. Conus elasticus
51. Жлъчен мехур	44. Ogonek migdałowy	50. Infundibulum ethmoidale
52. Задно средостение		51. Vesica biliaris
53. Закърняло телце	45. Dno pęcherza	52. Mediastinum posterius
54. Зародиш на зъба.	46. Fundusze żołądkowe	53. Atreticum ciała
Зъбна пъпка		54. Gemma dentis
55. Звездовидни венули	47. Samotny guzek	55. Wenulae stellariae
56. Зевен провлак	limfatyczny	56. Fauwapnia przesmykowa
57. Зимогенно зрънце	48. Lingula lewego płuca	57. Granulum zymogeni
58. Зъбна корона		58. Corona dentis
59. Зъбна пулпа	49. Elastyczny stożek	
60. Зъбна торбичка	50. Etmoidalny	59. Pulpa dentis
61. Зъбна шийка	infunfibulum	60. Sacculus dentis
62. Изнасяща гломерулна	51. Pęcherz żółciowy	61. Cervix dentis
артериола. Еферентен	52. Mediastinum tylne	62. Arteriola glomerularis
съд	53. Pęcherzyk jajnikowy	efferns
63. Инкрементна линия на	atretyczny	
емайла	54. Kiełek zębowy, pąk	63. Linea incrementalis emalia
64. Изтънено каналче	zębowy	
65. Кавернозен слой	55. Stellate venule	64. Tubulus tłumi
66. Клиничен корен	56. Przesmyk z kranów	65. Stratum cavernosum
67. Клиновидна пазуха	57. Granulka Zymogenu	66. Radix clinica
68. Клиновидна пъпка	58. Korona anatomiczna;	67. Sinus sphenoidalis
69. Клитор. Гъделичник	korona zęba	68. Tuberculum cuneiforme
70. Кълбце. Гломерул	59. Miąższ dentystyczny	69. Clitoris

71. Конични папили
72. Контактна повърхност
73. Кора на яйчника
74. Корен(краче) на белия дроб
75. Корен на езика
76. Корови делчета
77. Коса цепнатина
78. Краче на пениса
79. Крила на носа
80. Крипта
81. Куковиден израстък
82. Кухина на коронката
83. Кухинки на спонгиозното тяло
84. Кучешки зъби
85. Къс (коров) нефрон
86. Леваторно възвишение
87. Лещовидни папили
88. Лонно възвишение. Венерин хълм
89. Луковица на пениса
90. Лъчист венец
91. Мастно тяло на бузата
92. Медуларно повлекло
93. Меко небце
94. Междуделчево каналченалче
95. Междузъбна пролука. Диастема
96. Месест мускул
97. Мехурен триъгълник
98. Мехурна повърхност
99. Мехурче. Алвеола
100. Млечни зъби
101. Мрежа на тестиса
102. Мъдрец(трети кътник)

60. Worek stomatologiczny
61. Szyja zęba
62. Tętnica kłębuszkowa nerkowa odmienna
63. Linia przyrostowa szkliwa
64. Rurka słumiona
65. Warstwa kawernowa
66. Korzeń kliniczny
67. Sinus sferoidalny
68. Cuneiform tubercle
69. Clitoris
70. Glomerulus
71. Brodawki stożkowe
72. Powierzchnia kontaktowa (zęba)
73. Kora jajnikowa
74. Korzeń płuca
75. Podstawa języka
76. Lobulina korowa
77 Niejasna szczelina
78. Krzyż penisa
79. Ala z nosa
80. Krypta
81. Proces niecynowany (z kości etmoidalnej)
82. Wgłębienie miazgi w koronie
83. Jamiste przestrzenie ciała gąbczastego penisa
84. Kły
85. nefron korowy
86. Obrzęk poziomicy
87. Brodawki soczewicowe
88. Kopiec publikacyjny
89. Żarówka penisa
90. Korona promieniująca
91. Poduszka tłuszczowa policzkowa
92. Sznur rdzeniowy
93. Podniebienie miękkie

70. Glomerulus
71. Brodawki stożkowate (papillae conicae)
72. Facies contactus
73. Cortex ovarii
74. Radix (Pediculus) pulmonis
75. Radix linguae
76. Lobuli corticales
77. Szczelina skośna
78. Crus penis
79. Alae nasi
80. Crypta
81. Processus uncinatus
82. Cavitas coronae
83. Cavernae corporis spongiosi
84. Kły
85. Nephronum breve (korowe)
86. Torus Levatorius
87. Brodawkowate formy soczewicowe
88. Mons pubis
89. Penis Bulbus
90. Corona radiata
91. Corpus adiposum buccae
92. Chorda medullaris
93. Palatum molle (Velum palatum
94. Ductus interlobularis
95. Diastema
96. M. dartos
97. Trigonum vesicae
98. Facies vesicalis
99. Alveolus
100. Dentes decidui
101. Rete halleri

103. Назофарингеален ход
104. Напречен гребен
105. Небце
106. Небцова висулка. Мъждец
107. Небцовогълтачна дъга
108. Небцогълтачен мускул
109. Недиференциална епителна клетка
110. Неонатална линия
111. Носна преграда
112. Носни космици
113. Обонятелна бразда
114. Общ жлъчен проток
115. Оголено поле
116. Оментално възвишение
117. Органнна коремница
118. Опашка на панкреаса
119. Основа на белия дроб
120. Основно вещество
121. Остатъчен семепровод
122. Острие на зъба
123. Отворче на преградадата
124. Палмовидни гънки
125. Перфориращо влакно
126. Пещеристо тяло на пениса
127. Пикочен мехур
128. Пирамиден хрущял. Аритеноиден хрущял
129. Плеврален купол
130. Плътно петно
131. Постоянни зъби
132. Поясче
133. Право черво. Ректум
134. Празно черво
135. Прахова клетка
136. Преддверие на носа

94. Kanał międzypłaszczyznowy
95. Diastema
96. Mięsień Dartosa
97. Trigon pęcherza moczowego
98. Pęcherzykowa powierzchnia macicy
99. Alveolus
100. Zęby mleczne; zęby mleczne, zęby niemowlęce, zęby podstawowe, zęby mleczne
101. Haller rete, rete halleri
102. Ząb mądrości, trzeci trzonowiec
103. Mięso z nosogardła
104. Grzbiet poprzeczny/grzbiet poprzeczny
105. Podniebienie
106. języczek palatynowy, języczek
107. Łuk palatofaryngealny
108. mięsień palatofyngeusza
109. Niezróżnicowany epiteliocyt
110. Linia noworodkowa; pierścień noworodkowy
111. przegroda nosowa
112. Wrażenia czuciowe
113. Sulcus węchowy
114. Przewód żółciowy wspólny
115. Obszar nieużytków
116. Omentalna bulwa/ eminencja
117. Trzewna otrzewna
118. Ogon trzustki cauda trzustkowa
119. Podstawa płuc

102. Dens serotinus (molaris tertius)
103. Meatus nosopharyngeus
104. Crista transversalis
105. Palatum
106. Palatyna językowa
107. Arcus palatopharyngeus
108. M. Palatopharyngeus
109. Epitheliocytus nondifferentiatus
110. Linea neonatalis
111. Septum nasi
112. Vibrissae
113. Sulcus olfactorius
114. Ductus choledochus (biliaris)
115. Obszar nuda
116. Omentale bulwiaste
117. Wizjeralizacja otrzewnej
118. Cauda pancreaticus
119. Podstawowe zapalenie płuc (Basis pulmonis)
120. Substantia fundamentalis
121. Ductus deferens vestigialis
122. Cuspis dentis
123. Porus septi
124. Plicae palmatae
125. Fibra perforans cementalis
126. Ciało jamiste penisa (corpus cavernosum penis)
127. Vesica urinaria
128. Chrząstka arytenoidalna
129. Opłucna płucna
130. Makula densa
131. Dentysty trwałe
132. Cingulum
133. Rectum

137. Преддверие на устатата
138. Преддверна гънка. Лъжлива гласна гънка
139. Преддверна яма
140. Преден клон
141. Преходен епител
142. Провлак на щитовидната жлеза
143. Простатна матчица. Мъжка матчица
144. Птеригомандибуларен шев
145. Пудендален канал
146. Пшеничен хрущял
147. Пъпка
148. Ребрена повърхност
149. Режещ ръб
150. Резци
151. Резцова сисица
152. Ресничеста гънка. Назъбена гънка
153. Решетъчно поле
154. Рог на пулпата
155. Ръб на езика
156. Светла зона
157. Свободен ръб
158. Свободна част
159. Свод на влагалището
160. Свод на стомаха
161. Свод на фаринкса
162. Свръзка на устните
163. Сезамовиден хрущял
164. Семенна връв (обвивки)
165. Семеннник. Тестис
166. Семеннно мехурче
167. Семепровод
168. Синусоид
169. Сляпо черво
170. Снопче на емайла

120. Substancja naziemna
121. Ślad przewodnika deferensa
122. Uchwyt zęba
123. Porowata przegroda
124. Fałdy palmowe
125. Włókno perforowane
126. Jamiste ciało penisa
127. Pęcherz moczowy
128. Chrząstka arytenoidalna (w kształcie dzbanka)
129. Kopuła opłucnej, kopuła opłucnej
130. Makula densa
131. Zęby stałe
132. Kingulum; gorset
133. Rectum
134. Jejunum
135. Microphagus
136. Przedsionek nosowy
137. Wkładka ustna
138. Fałd żylny; fałszywy strun głosowy
139. Fossa z przedsionka pochwy
140. Ramus przedni/gałąź
141. Przejściowy epitel
142. Przesmyk tarczycy
143. Utriculus prostaticus, utriculus masculinus, vagina masculine
144. rafhe/ligament pterygomandularny
145. Kanał Pudendala
146. Chrząstka trójcytatowa
147. Tubercle
148. Aspekt nadbrzeżny
149. Marża sieczna
150. Inkubatory
151. Fimbryzowany fałd języka
152. Brodawka pobudzająca
153. Obszar szopki
154. Róg miazgi

134. Jejunum
135. Microphagus
136. Vestibulum nasi
137. Vestibulum oris
138. Plica vestibularis
139. Fossa vestibuli vaginae
140. Ramus przedni
141. Epitel przejściowy
142. Tarczyca tarczycowa Ishtmus glandulae
143. Utriculus prostaticus
144. Raphe pterygomandibularis
145. Canalis pudendalis
146. Pszenżyto chrząstkowe (Cartilage triticea)
147. Tuberculum
148 Facies costalis
149. Margo incisalis
150. Dentes incisivi
151. Plica fimbriata
152. Brodawka sieczna (papilla incisiva)
153. Obszar łóżeczka dziecięcego
154. Cornu pulpae
155. Margo linguae
156. Pellucida strefowa
157. Margo liber
158. Pars libera
159. Fornix vaginae
160. Fornix gastricus (ventricularis)
161. W przypadku garderóbek firmynix
162. Commissionsura labiorum
163. Cartilage saesamoidea
164. Funiculus spermaticus (Tunicae)

171. Собствена жлеза на хранопровода
172. Спирална гънка.
173. Стеснение
174. Стомахче на гръкляна
175. Стомашен канал
176. Стомашни поленца
177. Стриирано каналче
178. Сухожилен център на междинницата
179. Сухожнилномускулна пластинка
180. Сфинктер на ампулата
181. Събирателно бъбречно каналче
182. Съдов полюс
183. Сърповидни връзки
184. Сърцевина на яйчника
185. Твърдо небце
186. Тения
187. Терминален участък
188. Тонзилни ямки
189. Трахеален кил. Трахеална шпора
190. Триъгълен гребен
191. Триъгълна гънка
192. Тръбичка. Тубул
193. Тубарно възвишение
194. Тубулен полюс
195. Тънко черво
196. Тяло на езика
197. Тяло на мехура
198. Тяло на стомаха
199. Уретрален кил на влагалището
200. Устна кухина
201. Устно жлебче
202. Фарингеален улей
203. Фиброзна периваскуларна капсула.
204. Фуния. Инфундибулум
205. Хемороидна зона

155. Margines języka
156. Strefa bezbarwna
157. Wolna marża
158. Część wolna
159. Pochwa dlanix
160. Fornix brzucha
161. Sklepienie gardła
162. Labialna pewność jamy ustnej
163. Chrząstka sesamoidalna
164. Sznur spermatyczny
165. Jądro
166. Pęcherzyk nasienny
167. Vas deferens
168. Sinusoidy
169. Cecum
170. Powłoka emaliowa
171. Dławik przełykowy właściwy
172. Zawór spiralny
173. Isthmus
174. Komora główna krtani
175. Kanał żołądkowy
176. Obszary żołądkowe
177. Kanał prążkowany
178. Ścięgno centralne krocza
179. Tendino-mięśniowa lamina
180. zwieracz ampułki
181. Rura zbiorcza, rura połączeniowa
182. Tyczka naczyniowa
183. Fałszywe więzadło
184. Rdzeń jajnika
185. Twarde podniebienie
186. Tenia
187. Końcówka
188. Tonsillar fossulae
189. Carina tchawicy, carina tchawicy
190. Trójkątny grzbiet/grzebień

165. Jądro (Orchis)
166. Vesicula (Glandula) seminalis
167. Ductus deferens
168. Vas. sinusoideum
169. Cecum
170. Fasciculus emaliowany
171. Glandula oesophageae propriae
172. Plica spiralis
173. Isthmus
174. Ventriculus laryngis
175. Canalis gastricus (ventricularis)
176. Areae gastricae
177. Przewód krzyżowy (Ductus striatus)
178. Centrum tendineum perinei
179. Lamina tendinomikulująca
180. Ampułki zwieraczy M.
181. Tubulus renales colligens
182. Polus vascularis
183. Lig. Falsiforme
184. Medulla ovarii
185. Palatum durum
186. Taenia
187. Portio terminalis
188. Migdałki kopalne
189. Tchawice Carina
190. Crista triangularis
191. Plica triangularis
192. Tubulus
193. Torus tubarius
194. Polus tubularis
195. Intestinum tenue
196. Corpus linguae
197. Corpus vesicae
198. Korpus żołądka (ventriculare)
199. Carina urethralis vaginae
200. Cavitas oris

206. Хранопровод. Езофагус
207. Хълмче
208. Цимент
209. Централен лимфен съд
210. Централна вена
211. Циклично жълто тяло (менструално)
212. Циментова клетка. Циментоцид
213. Чашковидна клетка
214. Чернодробна триада
215. Чернодробни делчета
216. Червеобразен израстък. Апендикс
217. Четковиден зъб
218. Чревни власинки
219. Шев на пениса
220. Шев на фаринкса
221. Шийка на мехура
222. Юздичка на горната устна
223. Юздичка на езика
224. Юздичка на малките устните.
225. Юздичка на предкожието
226. Юкстагломерулен комплекс (апарат)
227. Яйценосносно хълмче

191. Fałd trójkątny
192. Tubule
193. Tubal torus
194. Biegun rurkowy (ciałka nerkowego)
195. Jelito cienkie
196. Język w korpusie
197. Ciało pęcherza
198. Ciało brzucha
199. Karina cewki moczowej pochwy
200. Jama ustna
201. Philtrum
202. zagłębienie faryngeologiczne
203. Włóknista kapsułka naczyniowa
204. Lejek
205. stwierdzenie nieważności hemoroidalnej
206. Przełyk, przełyk
207. Colliculus
208. Cement; cement
209. Centralny statek limfatyczny
210. Żyła środkowa (wątroby)
211. Korpus luteum menstruacji
212. Cementocyta
213. Gobletka
214. Triada portalowa; pole portalowe, obszar portalowy lub trakt portalowy
215. Płat wątroby
216. Dodatek Vermiform
217. Granica szczotki
218. Kosmetyki jelitowe
219. Rafael prącia

201. Philtrum
202. Gardło wgłębne (Recessus pharyngeus)
203. Capsula fibrosa perivascularis
204. Infundibulum
205. stwierdzenie nieważności hemoroidalnej
206. Przełyk
207. Colliculus
208. Cementum
209. Vas. lymphaticum
210. Vena centralis
211. Corpus luteum cyclicum
212. Cementocytus
213. Exocrinocytus caliciformis
214. trias hepatica
215. Lobus hepatis
216. Załącznik vermifirmis
217. Limbus penicillatus
218. jelita Willi
219. Penis Raphe
220. Apteki Raphe
221. Cervix vesicae
222. Frenulum labii superioris
223. Frenulum linguae
224. Frenulum labiorum pudendi
225. Preputii wędzidełka
226. Complexus juxtaglomerularis
227. Cumulus oophorus

220. rafa faryngealska
221. Szyja pęcherza moczowego
222. Wędzidełko wargi górnej
223. Wędzidełko języka
224. Wędzidełko warg sromowych
225. Wędzidełko prepustu penisa
226. Kompleks sokstaglomerowy
227. Cumulus oophorus

DODATEK 2

GENERAŁOWIE TERMINI

1. BUŁGARIAN

1. Бодило
2. Бразда
3. Валче
4. Влагалище
5. Влакно
6. Власинка
7. Водопровод
8. Вретено
9. Връзка
10. Връх
11. Вход
12. Възел
13. Възвишение
14. Глава
15. Грапавина
16. Гребен
17. Гръб
18. Гънка
19. Джобче
20. Дръжка
21. Дъга
22. Дъно
23. Дърво
24. Езиче
25. Зона
26. Израстък
27. Изрезка
28. Камера
29. Клон
30. Клъбце
31. Кора
32. Коремче
33. Корен
34. Краче
35. Крило
36. Кухина
37. Лабиринт
38. Линия
39. Луковица
40. Люспа
41. Мехур
42. Мехурче
43. Мрежа
44. Опашка
45. Основа
46. Отвор
47. Петно
48. Пластинка

49. Плочка
50. Повлекло
51. Повърхност
52. Покрив
53. Поле
54. Полюс
55. Похлупак
56. Преграда
57. Предверие
58. Проток
59. Пръстен
60. Пъпка
61. Път
62. Рид
63. Рог
64. Свод
65. Снопчета
66. Сплетение
67. Ствол
68. Стена
69. Стълба
70. Сърп
71. Телце
72. Тяло
73. Торбичка
74. Тръба
75. Триъгълник
76. Улей
77. Устна
78. Ухо
79. Ход
80. Хълмче
81. Център
82. Шев
83. Шийка
84. Юздичка
85. Ядро
86. Яма
87. Ямка

2. ENGLISH

1. Adduktor
2. Z powrotem
3. Zespół
4. Ball
5. Baza
6. Łóżko
7. Belly
8. Ostrze
9. Organ
10. Granica
11. Oddział
12. Bud
13. Kanał
14. Wgłębienie
15. Przewód
16. Korona
17. Crest
18. Cusp
19. Płyta
20. Kanał
21. Erektor
22. Flexor
23. Fold
24. Fringe
25. Globe
26. Rowek
27. Szef
28. Róg
29. Isthmus
30. Wspólny
31. Labirynt
32. Lacuna
33. Jezioro
34. Lens
35. Limb
36. Lip
37. Lobe
38. Pętla
39. Szyja
40. Płyta
41. Polka
42. Pouch
43. Proces
44. Ridge
45. Pierścień
46. Rotator
47. Korzenie
48. Poszycie
49. Arkusz
50. Socket
51. Kręgosłup
52. Traktat
53. Drzewo
54. Kufer
55. Tuft
56. Zawór
57. Ściana

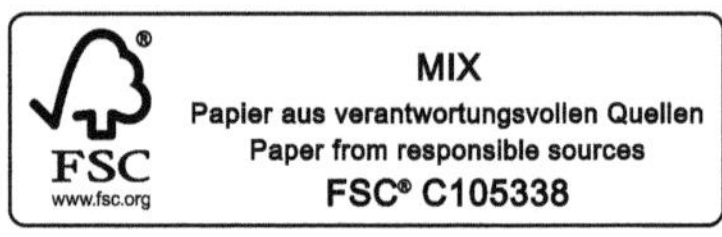

Printed by Books on Demand GmbH, Norderstedt / Germany